陪孩子走出情緒障礙

life

生命・生活・生涯

精神・活力・新生

發現生命的價值　肯定生命的可貴

國家圖書館出版品預行編目資料

陪孩子走出情緒障礙／臧汝芬著.－－初版四刷.－－
臺北市：三民，2016
面；　公分.－－(LIFE系列)

ISBN 978-957-14-5209-8 (平裝)

1.情緒障礙兒童 2.憂鬱症 3.情緒管理 4.親職教育

415.989　　98011662

著作人	臧汝芬
責任編輯	周明怡
校對	吳叔峰
發行人	劉振強
著作財產權人	三民書局股份有限公司
發行所	三民書局股份有限公司 地址　臺北市復興北路386號 電話　(02)25006600 郵撥帳號　0009998-5
門市部	(復北店) 臺北市復興北路386號 (重南店) 臺北市重慶南路一段61號
出版日期	初版一刷　2009年8月 初版四刷　2016年2月
編號	S 521060

行政院新聞局登記證局版臺業字第〇二〇〇號

ISBN 978-957-14-5209-8 (平裝)

http://www.sanmin.com.tw 三民網路書店

※本書如有缺頁、破損或裝訂錯誤，請寄回本公司更換。

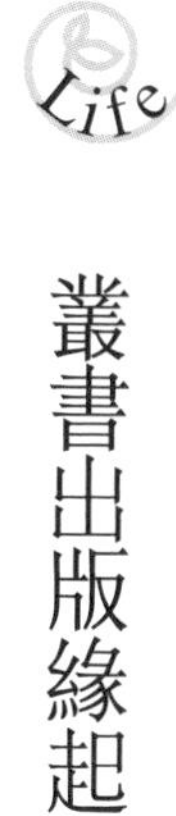

叢書出版緣起

現代人處在緊張、繁忙的生活步調中，在承受過度心理壓力而不自知的情況下，逐漸形成生理與心理疾病，例如憂鬱、躁鬱、失眠等，這種種的問題，不僅呈現在個人的身心層面，更可能演變成為家庭破碎的悲劇，甚至耗費莫大的社會成本。我們從近年來發生的自殺、家暴、卡債族、失業問題等種種新聞中，不難發現問題的嚴重性，這些可能正發生在你我身邊的真實生命故事，也讓許多人不禁發出「我們的社會究竟怎麼了」的喟嘆！

面對著一個個受苦而無助的靈魂，我們能夠為他們做些什麼？而身為對社會具有責任的文化出版者，我們又能為社會做些什麼？這一連串的觀察與思考，促使我們更深刻地反省，並澄清我們的意念，釐清我們想帶給社會一些什麼樣的東西，讓臺灣的社會，朝向一個更美好、更有希望，及更理想的未來。以此為基礎，我們企畫了【LIFE】系列叢書，邀集在心理學、醫學、輔導、教育、社工等各領域中學有專精的專家學者，共同為社會盡一分心力，提供社會大眾以更嶄新的眼光、更深層的思考，重新認識自己並關懷他人，進而發現生命的價值，肯定生命的可貴。

要解決問題，必須先面對問題、瞭解問題，更要能超越問題。從這個角度出發，【LIFE】系列叢書透過「預防性」與「治療性」兩種角度，對現代人所遭遇的心理與現實困境，提出最專業的協助，給予最真心的支持。跳脫一般市面上的心理勵志書籍、或一般讀物所宣稱「神奇」、「速成」的效用，本叢書重視知識的可信度與嚴謹性，並強調文字的易讀性與親切感，除了使讀者獲得正確的知識，更期待能轉化知識為正向、積極的生活行動力。

值得一提的是，參與寫作的每位學者，不僅在學界與實務界學有專精，最令人感動的是，在邀稿過程中，他們與三民同樣抱持著對人類社會的理想與熱情，不計較稿酬的多少，願對人們的身心安頓進行關照，共同發心為臺灣社會來打拼。我們深切地期望三民【LIFE】系列叢書，能成為現代人的心靈良伴，讓我們透過閱讀，擁有更健康、更美好的人生。

三民書局編輯部　謹識

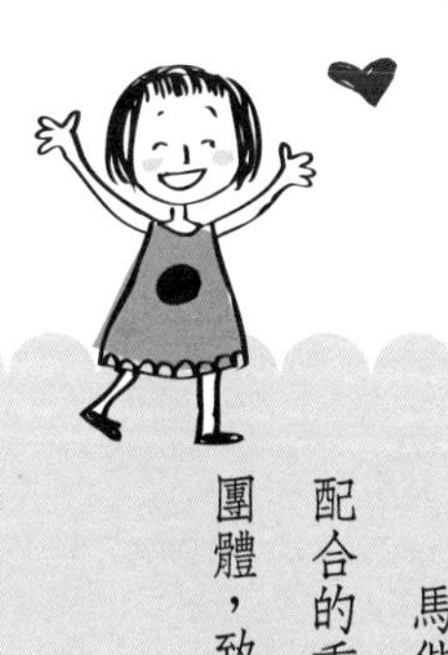

推薦序

走出診間、傳授撇步——共創情緒障礙兒美好的明天

洪儷瑜

兒童階段的情緒障礙一直困擾著家長、老師，根據研究顯示，一般老師最感壓力的身心障礙學生就是情緒障礙，很多家長也經常對情緒障礙的子女束手無策。

一般父母認為情緒障礙的兒童只能依賴醫師來治療，或者認為自己不是專家，無法使上力，而不知道很多情緒障礙兒，除了需要兒童心智科專科（或兒童精神科）醫師之外，更需要周圍的人一起來努力，整個生態環境配合下醫療才可能事半功倍。研究也顯示部分在學齡前或幼兒時期發現的情緒障礙，確實能夠在成長過程中逐漸好轉，甚至適應得很好，這其中的關鍵就是周圍的人是否能配合採用正確的策略和態度。

馬偕醫院兒童心智科臧汝芬醫師，長年投注在兒童情緒障礙，也體認家庭和環境配合的重要性。她在診間除了提供兒童藥物或行為治療之外，也提供親職訓練的治療團體，致力於將家長納入情緒障礙兒的療育團隊。也因此，她曾到本所進修特殊教育並取得碩士學位。如今，她更是把多年來在情緒障礙兒童的臨床經驗，集結成冊——《陪孩子走出情緒障礙》。

本書的出版充分證實她對情緒障礙兒的親職教育之重視。她把專業經驗帶出醫療院所，用淺顯易懂的方式傳授給家長、教師或想幫助情緒障礙兒童的人士，可以體會她期待社會在面對情緒障礙兒的方法和態度上，能越來越正向、正確，不要耽誤改善情緒障礙兒的機會。

本書分為四部分，前兩部分「認識情緒障礙」、「情緒障礙外顯問題」，主要介紹常見的注意力缺陷過動症（ADHD）的各種適應問題和其可能共病的問題，她在文章中以大鵬為主角寫出實例，文中也穿插很多例子說明，讓讀者容易了解注意力缺陷過動症有關的問題。

後兩部分「情緒障礙兒童的自我效率訓練」和「給父母的貼心建議」算是實際的行動篇。第三篇主要以學童的情緒、行為、人際和親子的問題提供各項訓練原則和策略，也指出對於注意力缺陷過動症兒童療育的另一個目標——治療不僅是減少其問題，也要增加兒童自己管理情緒的能力，以增加個人因應環境的效能。第四篇乃針對注意力缺陷過動症家長易出現的問題提供建議，文中介紹無效率家長的特徵，並提供家長成為有效父母的方法和建議。

全書各篇在各項主題都闢有「父母技能補給站」專欄，傳授該項問題實際可行的技巧，並以「貼心叮嚀」提醒父母在子女療育時應有的態度，這些都是對家長、讀者一種貼心的考慮。

兒童的情緒障礙可分為不同類型，雖然臧汝芬醫師在本書以注意力缺陷過動症及其共病等問題為主要對象，但她所提供的策略和建議，很多也都適用於其他類型的情緒障礙，家中如有其他非注意力缺陷過動症之情緒障礙兒，也可以在專家的諮詢下參考使用本書的策略和原則。

近年來有關ADHD主題的中文書籍不少，本書可算是少數較完整的親職教育書籍，不但討論症狀、病因和藥物等傳統的治療，還介紹共病和依據問題所需之情緒或行為的訓練、以及親職和家庭等主題。本書涵蓋內容之完整，確實反應出現有情緒障礙的趨勢——療育工作需要家庭和周圍環境的加入。期待大家了解本書背後的用心，不論是家長或老師，都能與專業人員攜手合作，共創情緒障礙兒美好的明天。

（本文作者為臺灣師範大學特殊教育系教授）

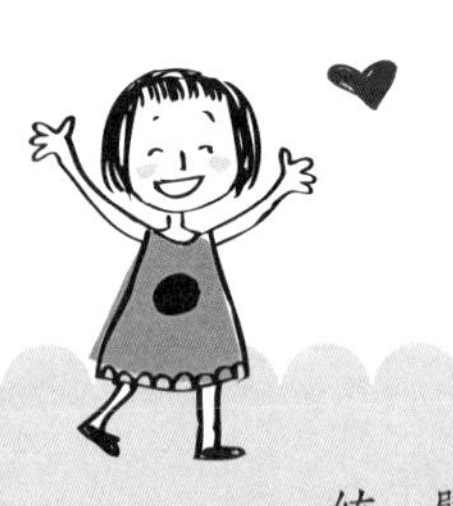

自序

在出版書的同時，我心中有許多感慨。十年前，當我開始看兒心門診時，看到許多病童父母的眼淚與著急的心情，他們頻頻四處看醫生，卻殊不知，如此逛醫院(doctor shopping)對病童並沒有任何幫助。

十年後，當我開始站在病童父母的立場同理家長與兒童時，我看到的是醫師、教師與政府的散漫態度，其實我們都誤會病童的家長了。我們以為他們是故意到處看醫生，學校的老師們也常誤會是家長不會教，才會教出不聽話的搗蛋鬼；而政府醫療當局「置之局外」的態度，許多高高在上的醫療政策擬定者或執行者對情緒障礙兒缺乏了解，以「治療也可，不治療也可」的態度，盡量刪減兒童心理衛生治療的預算；再加上兒童青少年心理醫師數量不足，經常使病童的父母掛不到號，或是即使看了醫師，也得不到及時的治療。此外，教育界對校園中的病童輔導，也充滿不正確的觀念，譬如，許多老師對注意力不足症候群的觀念完全無知，輕信沒有醫學驗證報告的感覺統合治療，而非讓病童接受有醫學驗證報告的服藥治療。

更令人擔憂的是，教育部對此等兒童心理衛生的正確預防或治療措施漠不關心，任家長或醫師感嘆國內的校園兒童心理衛生教育「牛步化」。許多媒體或相關單位只有在校園爆發青少年的自殺或暴力新聞時，才開始討論此議題，但卻從不檢討政府如果再不多撥經費做好兒童心理衛生的工作，將來會有更多青少年的自殺或暴力事件，衍生出更多的社會問題。

今天精神科醫師需求量和門診量的增加，非旦只因經濟蕭條、民心恐慌而已，也是過去政府對兒童心理衛生教育工作忽視的結果。因此，可想而知，如果政府再不加緊腳步，檢討目前「心理衛生教育牛步化」的問題，將來精神科醫師的門診量會暴增，製造更多的醫療或社會成本。

許多家長與我都有一個共同的心願，希望社會大眾尤其是政府，能了解目前過動兒的低診斷率、低治療率，及其嚴重的後遺症問題。願社會能真正了解情緒障礙兒，並以具體的行動來幫助他們。如果我們用具體的行動或有效的策略來幫助他們，他們才不至於往往被父母與老師誤解，而生活在恐懼或抱怨下，也唯有如此，他們的生命才能得到滋潤，發展出健全的人格。這是本書的期許。

臧汝芬　二〇〇九年七月九日

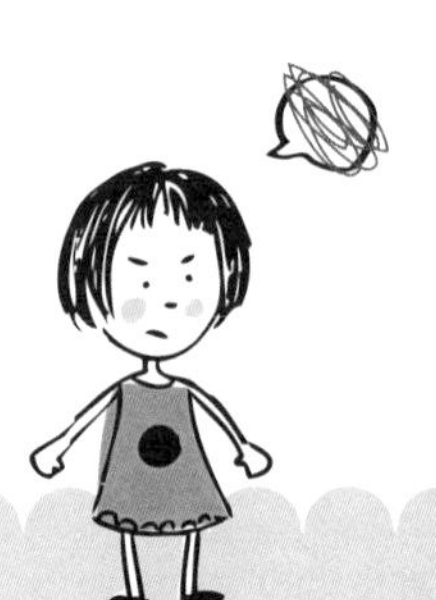

陪孩子走出情緒障礙

目次

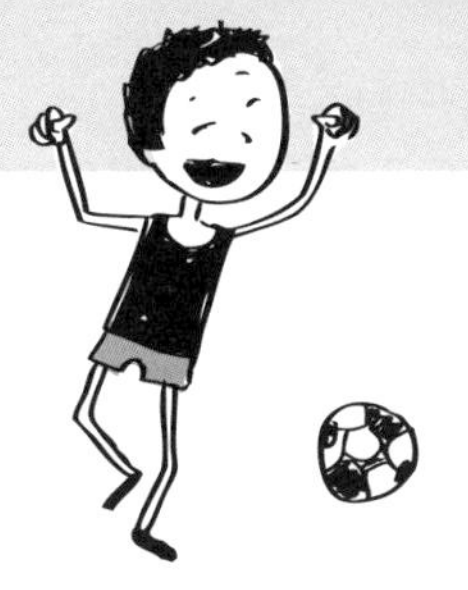

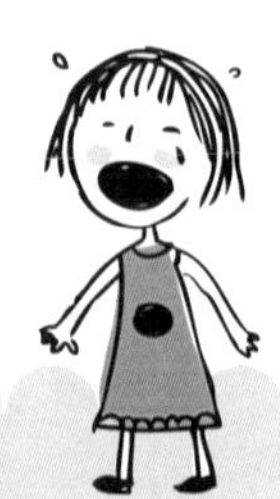

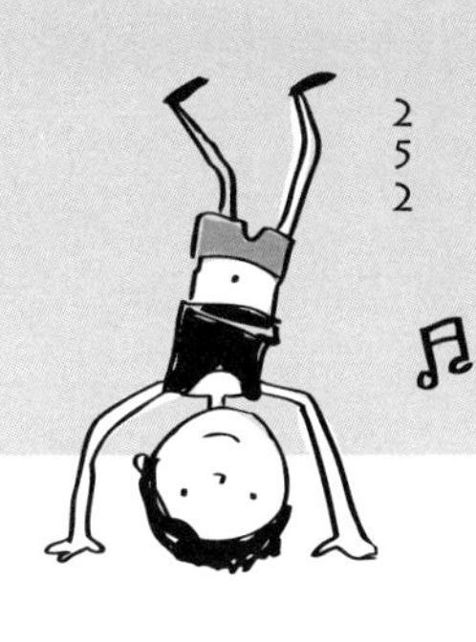

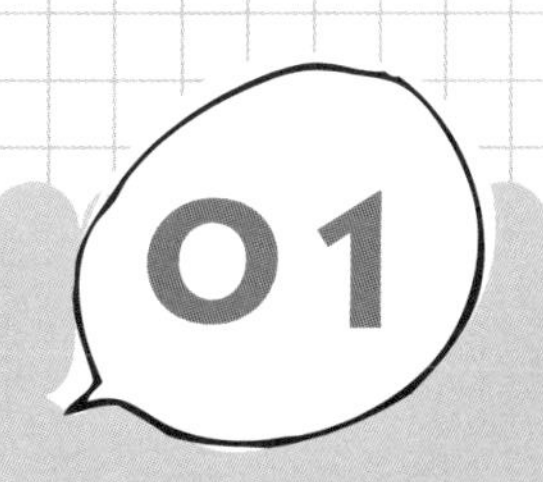

認識情緒障礙

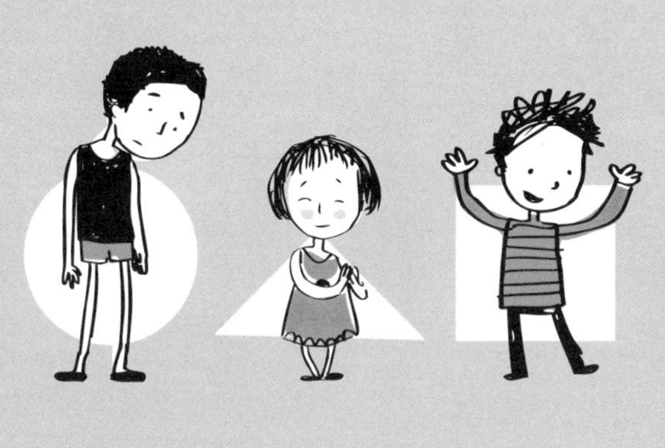

什麼是情緒障礙？

認識情緒障礙

情緒障礙（emotional disorders）是一個廣義的名詞，指的是兒童氣質（temperament）的問題。有些孩子比較害羞、彆扭、固執、不合群，如果這類情緒處理不當，就會產生情緒障礙。

在兒童的心理疾病中，情緒障礙是很常見的。每位孩子都可能出現情緒障礙，有研究報告指出：五個孩子裡，平均有一位會出現情緒困擾；另外，也有研究發現，在十個孩子裡，平均有一位先天的基因有問題，如果後天環境也無法配合的話，孩子可能會出現更嚴重的情緒障礙。

為什麼會有情緒障礙呢？目前的醫學研究，傾向認為情緒障礙是受到遺傳，以及先天腦細胞發育不佳的影響。在九〇年代中期，越來越多的研究利

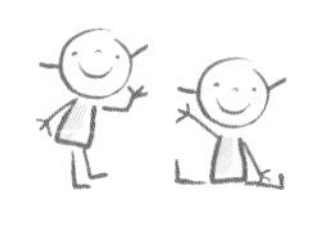

用神經影像學證實，情緒障礙的孩子在大腦前庭部位的腦細胞有發展不良的現象。

進一步來說，情緒障礙是與神經跟神經之間的傳導物質及正腎上腺素(norepinephrine)的分泌量有關的。由於腦細胞的功能不佳，導致這些孩子在注意力與情緒管理方面出現問題，以致於他們往往很難專心，在學習方面也容易產生障礙。

除了先天因素外，若再加上生活中的種種壓力，會造成孩子更多的情緒問題。關於壓力的出現，父母須澄清下列的壓力源：

- 目前大環境的要求，是否對孩子造成莫大的壓力？
- 是否學校的功課越來越複雜？
- 是否有些嚴格的老師對孩子不了解，要求孩子上課要專心或寫字要快，使孩子出現適應困難？
- 是否孩子最近在學校遇到一些「壞同學」，刻意嘲笑孩子？

✪是否上課時，有些同學在背後指指點點，影響孩子的情緒？

✪是否孩子正處於自卑期，過度在意別人的看法？

上述種種大環境的改變，會使孩子產生莫大的壓力，再加上孩子不會處理此種壓力，因此孩子的情緒障礙問題會開始浮現，而出現情緒困擾的特徵。

情緒困擾的特徵

情緒困擾的初期特徵

✪不合作。

✪不如意，覺得什麼都不好。

✪成績表現出狀況。

情緒困擾的中期特徵

✪在中期之後，逐漸出現許多身體上或心理上的警訊。譬如，只要讀書，就會莫名其妙地肚子痛或頭痛，此為身體化症狀（somatization disorder）❶。

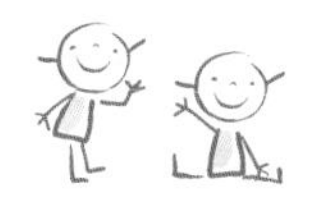

✪在心理上，因恐懼而黏著父母，動輒要父母陪伴。

✪出現長期不適應的習慣性行為。譬如，咬手指、拔頭髮、強迫行為（如重複檢查門窗或不斷洗手）。

家有情緒障礙的孩子，常令父母感到不知所措，前面提及有情緒障礙的孩子比例並不低，因此，如何幫助家中的情緒障礙孩子，是父母必須面對的一個重要課題。以下將一一介紹情緒障礙孩子的類型及其症狀，讓父母對家中的情緒障礙孩子能有更多的了解。

❶ 不是每一個人都能清楚了解自己的焦慮狀態，潛在的焦慮可能以某種身體症狀表現出來。譬如，有些小孩每次上學前都會說肚子痛，但是經醫學檢查結果，卻發現身體並無異狀，這就是焦慮所引發的身體化症狀，除了肚子痛，還包括心悸、呼吸困難或呼吸加速、出汗、肌肉緊繃、噁心、拉肚子、頭暈等。

四種情緒障礙的孩子

大鵬外表看來文靜、不愛講話，尤其在上臺說話時，顯得害羞、扭捏。但據大鵬的母親表示，他在家非常活潑好動、愛發表意見。到底大鵬的個性是內向還是外向，大鵬的母親也搞不清楚。

近來，大鵬的母親發現，大鵬有一個明顯的症狀，就是他喜歡鬧情緒，遇到不高興的事會鬧還說得過去，但就連平時，大鵬也動不動就鬧情緒，使大鵬的母親開始考慮孩子是否應就醫，向醫生問清楚，這孩子的核心問題到底是什麼，這對他將來的發展又會造成什麼影響？

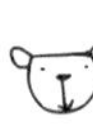

有些父母可能沒有認知到，孩子總是不聽話的原因是情緒障礙的問題。情緒障礙包括以下四種類型：

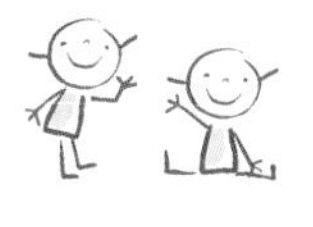

外表安靜沉默型（注意力不足(ADD)❷+語言發展遲緩(speech delay)）

- ✪外表看來害羞話少，但一旦熟悉了，事實上並非安靜沉默。
- ✪在家中可表達需要，有說有笑，在外則不一定。
- ✪不懂如何適當的表達情緒，常以哭鬧或由他人猜測其需求的方式，來表現情緒。

真正安靜沉默型（注意力不足(ADD)+焦慮緊張(anxiety)）

- ✪對外界要求易產生焦慮感。
- ✪情緒反應大、易表達不悅。
- ✪對外界抱怨多、很難得到滿足。
- ✪有需要，卻不會表達，只會先生氣。

❷注意力缺損症(attention deficit disorder, ADD)：指單純的注意力缺陷。

真正活潑好動型（注意力不足過動症(ADHD)+對立反抗症(ODD)）❸

- 好管閒事，好像自己什麼都懂。
- 好奇心強，對許多事都有興趣，極想嘗試新事物。
- 外表看來話多，愛問東問西。
- 手愛摸東摸西，別人不會去碰的東西，他「手癢」一定要碰一下。
- 情緒表達較激烈，易發脾氣，情緒敏感。
- 要不到想要的，會想盡辦法得到，如果得不到，會立即反應。
- 只想得到自己想要的，不會去考慮得到的過程，衝動性強。
- 常常闖禍，因而被父母和師長責備。
- 人際關係上，常因強辯、插嘴而被排斥。

---

❸ 注意力不足過動症(attention deficit hyperactivity disorder, ADHD)：同時具有注意力缺陷和過動兩種缺陷。對立反抗症(oppositional defiant disorder, ODD)：具有反抗性、個性頑強、不服從、常發脾氣等症狀。

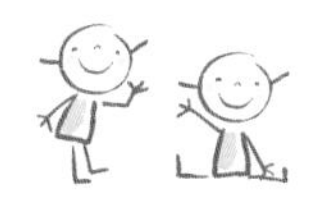

外表活潑好動型（注意力不足過動症（ADHD）+語言表達力不佳（speech problems））

- 外表看來好動、膽大。但事實上，每次請他表達一些事情的原委時，他又表現得閃避、退縮，似乎缺乏回答能力，或直接以「不知道」回答之。
- 這些孩子的情緒表達最讓人捉摸不定。
- 易讓父母誤會他們是故意的。父母常不解的是，他們有時很外向，有時又什麼都不會表達或處理。

綜合以上所提四種情緒障礙兒的特性，包括：外表顯現症狀在語言上是話多或話少，在情緒上較不穩定，有些表現型態是焦慮不安或憂鬱抱怨型，在行為上出現衝動，甚至破壞行為。最重要的關鍵點是，這些情緒障礙最常合併的一個認知上的缺陷，就是所謂的「注意力不足過動症」。

大腦與情緒障礙的關係

大鵬是九歲的男孩，被兒童心理醫師診斷為注意力不足過動症，但其母親始終不認為孩子有問題，一直以為是老師不會教，才出現情緒和學習問題。大鵬的母親一再強調，大鵬很聰明，只是出現選擇性的學習障礙，如果有足夠的催逼打罵，大鵬是可以完成功課的。雖然已被醫師診斷為注意力不足過動症，但大鵬的母親還是到處看醫生，想證明自己的孩子沒有問題。

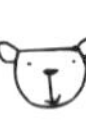

「醫生，我的孩子怎麼可能是過動兒，他打電動的時候，可是專心的不得了，他只是不愛唸書而已啦……」當醫師宣布孩子的問題是「注意力不足過動症」時，很多家長都會以類似理由來否認。其實，當這些孩子看電視、打電動時，的確不一定會出現注意力障礙，多半是遇到需要使用認知學習能

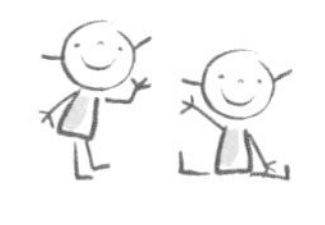

力的事情後，如寫功課、唸書時，才開始表現出注意力不足的症狀。

注意力不足過動症與兒童認知執行功能 (executive function) 以及大腦的情緒調整功能 (emotional regulation) 有關，以下針對此一一作介紹。

兒童認知執行功能

- 大腦能否順利的「開啟檔案」(preparedness to act)。
- 刪除不需要的刺激 (inhibition)。
- 左右過濾刺激 (response delay)。
- 步調調整 (temporal delay)。
- 工作記憶❹(working memory) 與策略運用 (use of strategy)。
- 執行功能：是兒童大腦內，整合知識的重要機制。

❹ 工作記憶類似短期記憶 (short-term memory)，但是短期記憶是指持久性相當短暫的記憶，而工作記憶則指在短時間內所做的思考活動。

兒童的認知執行功能在發展上有時間性，李溫 (Levin) 等學者研究發現，不同年齡群（七到八歲，九到十二歲，十三到十五歲）的工作記憶、問題解決能力、組織計畫力與自我概念形成，會隨著心理發展而相異，意指認知執行功能會隨年齡增加而功能增加。例如，孩子十二歲左右會開始出現成人的下列執行功能：

- 語言流暢性 (verbal fluency)。
- 動作順序 (motor sequencing)。
- 計畫技巧 (planning skill)。

大腦額葉皮質的功能

額葉 (frontal lobe) 約占據三分之一的大腦，大腦的突軸雖然在出生時其數量已達到成人的數量，但突軸的形狀，在六個月至二歲間有明顯改變，之後持續發育至青少年中期，使突軸功能更趨複雜化，在成長過程中，腦細胞

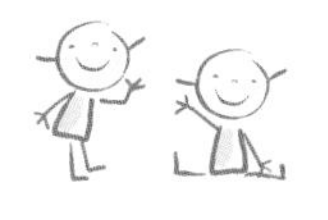

的髓鞘（myelination）決定大腦額葉前庭皮質細胞的認知執行功能的成熟度。大腦額葉的外側前額葉皮質（dorsolateral prefrontal cortex）部位的功能包括：

- 掌管孩子的工作記憶。
- 與孩子的學習有重要關聯。

神經解剖學上，情緒調整發生的部位也在額葉皮質細胞，在右額葉區的腦功能與負向情緒有關聯，左額葉區的腦功能與正向情緒有關，左右額葉部分控制了「情緒調整」功能。

掌管情緒調整

情緒調整與認知執行是息息相關的，情緒控制與認知執行互相協調才能產生以下功能：

- 和諧（appraisal）。
- 組織力（organization）。
- 彈性（flexibility）。

- 適應力 (adaptation)。
- 策略形成 (formalization of strategies)。
- 目標取向的行為 (goal-directed behavior)。

好的適應，代表內在與外在能有良好的協調。額葉下皮質 (frontal-subcortical circutis, FSC) 部位的功能，代表個體如何調節外面的刺激，維持和諧關係的重要任務，包括：

- 情緒會因生理的刺激 (physiological arousal)、神經刺激 (neurological activation)，而作出不同的情緒反應。
- 認知的協調 (cognative appraisal)。
- 注意力好壞 (attentional process)。
- 因反應改變 (alteration of response)，而作出不同的情緒反應。

大腦額葉皮質發展有問題時

大腦的額葉細胞與專注力、持續注意力、挫折忍受力、組織力有密切的關係。如果額葉下皮質部位受損時，個體會出現認知執行功能障礙、情緒調整問題，甚至過動問題。許多孩子頭腦並不笨，但如果前額葉皮質部位細胞發育較慢或正在發育時，我們會注意到孩子出現下列的認知執行問題：

- 無法刪除不需要的刺激。
- 動作多、過動。
- 東摸西摸。
- 發呆、不專心。
- 執行學習的功能呈現選擇性。譬如，有聲光效果的看電視可以執行，但寫功課就不行。

大腦額葉細胞受傷時，孩子會立即出現睡眠、食慾與情緒問題。幾個星期後，更會出現下列行為，包括：

- 易怒。
- 不專心。
- 衝動。
- 不理睬別人。
- 挫折忍受力低。

情緒調整的發育

二至四個月

情緒調整的發育，早在嬰兒二至四個月就已開始。譬如，四個月大的嬰兒，開始會把視線固定在照顧者身上，也可以將視線從照顧者轉移到旁邊的事物上，此種能力代表大腦的額葉與眼睛連結，而開啟注意力系統。

又如，抓東西、在地上爬，也是嘗試把外面的刺激與情緒調整系統作連

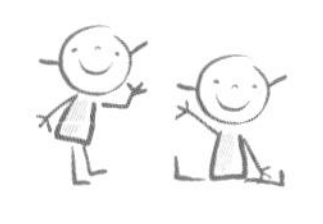

結。此階段在兒童情緒調整機制的發展中，屬非常重要的時期，因為，嬰兒在此時期嘗試習慣外界的刺激。

在嬰兒與外界刺激連接的過程中，非常重要的一環是嬰兒最初的自我知覺能力。自我知覺(self-awareness)能力，是區分自我與外在的區別能力，約在學齡期逐漸成熟，兒童嘗試連接外界的感覺、動作、刺激與內在的情緒調整。

此種自我知覺的發育，在開始的階段，要借助中間轉移物 (transitional object)來作連接，意思是指小孩對外界刺激的解讀，是直接或具體的，當內在情緒調整機制尚未發展出來之前，父母須以中間轉移物來加強情緒調整的內化。譬如，用孩子喜愛的小毛毯或小玩具，來加強外界依附物的內化作用。這些內化象徵著孩子將來處理對外事物原始情感的基礎。

十八至三十個月

孩子的語言能力在此階段慢慢發展出來，此時，孩子在情緒調整中產生的負面情緒，開始可以藉由語言表達出來。故語言表達進度正常的小孩，理應減少亂發脾氣的反應。語言對孩子的社會連接性，有高度相關性。語言發展有障礙的孩子，情緒調整也較差，因而影響後來對許多外界訊息的解讀。

七歲

情緒調整的發展，至七歲左右時才逐漸成熟。此時兒童開始會區別外界的危險刺激，會因外界不利的刺激，而產生害怕與焦慮的感覺。他們了解自我與照顧者分屬不同的個體。他們想自我保護或有動機加強自我學習，因此，也開始了解到朋友存在的必要。

由孩子的情緒發展歷程可以理解，小小孩是不懂做人的大道理的，在小小孩的理解中，只有「存在」或「不存在」、「看得到」或「看不到」之分別，並非大人所誤解的小孩是故意「有聽沒到」、「明知故犯」。

嬰幼兒期的情緒，只有「配對」的關係，孩子嘗試與外界連接，連接感覺與情緒，配對情緒與認知。故父母須避免對孩子做過度的教訓或指責，來

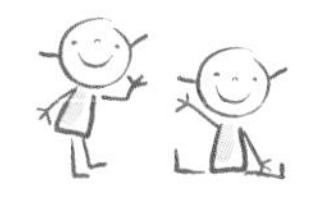

增加孩子的負面情緒。譬如，父母常會對小小孩說，「你再不小心，你就會跌倒」、「羞羞臉，又跌倒了」。

建議父母盡量避免對小小孩用提醒或指責的口氣，而應以溫和的口氣，同理孩子受傷的感覺，直接講事實就好，譬如，「沒關係，我們可以再試一次」；指令越簡單，孩子越容易遵從，譬如，「桌上的東西不可以亂碰」，孩子聽懂了自然會去做，也不至於被誤會為「不聽話」。

家有馬達小子——認識注意力不足過動症

大鵬是國二的男生，最近因迷戀網路，成績一落千丈，相較於姐姐是班上的資優生，故父母格外憂慮，到處幫大鵬找補習班，卻始終無濟於事。母親在半信半疑、走投無路的情況下，請醫師幫忙診斷。大鵬的母親在診間強調，大鵬的功課是好的，只因迷上網路才變得不好，但大鵬本人表示自五年級起，學習數學就有些吃力，到國中後，成績更是每況愈下。

在會談的過程中，大鵬坦承上課經常趴著睡覺，因為晚上打電動太晚睡，許多課是有聽沒懂。大鵬表示，自幼起就多多少少有注意力渙散的現象，但因母親已安排嚴厲的安親班課程，使大鵬的功課勉強還能維持，母親也就以為大鵬在課業上沒有問題。但事實上，大鵬只是處在勉強學習的狀態。

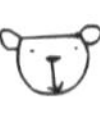

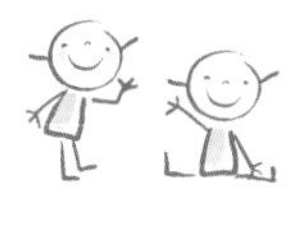

注意力不足的問題

具有注意力不足過動症的孩子為數不少。在美國，官方的盛行率是百分之三到五，臺灣的盛行率則是百分之五。筆者曾針對臺北某國小進行研究，發現該校一千名學童中，有八十四名過動兒，但學校輔導室只有十名過動兒登記在案，也就是說有七十四名過動兒還沒被發現，沒有人知道他們在成長和學習過程中，遇到了很大的問題。

常見的注意力不足的核心問題

- 有聽沒到，有進沒入，發呆、看似不留神。
- 長期的注意力不足，相關的後遺症是人際關係出問題，或社交技巧薄弱。
- 注意力不足若再加上語言障礙，易留給外界一個具自卑感、情緒不穩的第一印象。

更嚴重的成長或發展問題

- 高輟學率。
- 提早出現反社會行為。譬如，憤世嫉俗、怨天尤人，以報復社會的心態過日子。
- 自我逃避，以菸酒澆愁來麻痺自己。

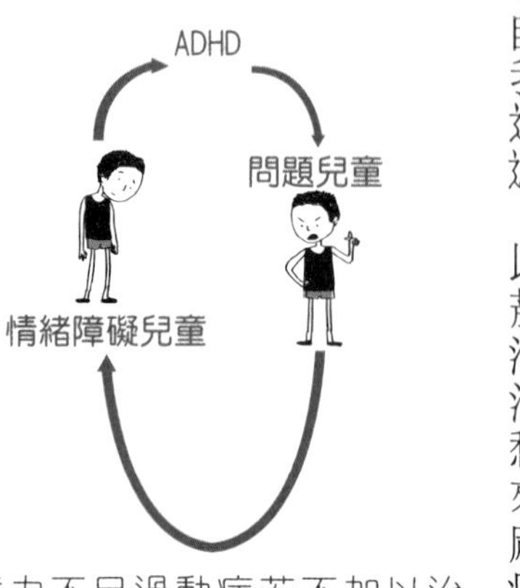

注意力不足過動症若不加以治療，將和問題兒童、情緒障礙兒童形成惡性循環。

注意力不足過動症的判斷標準

孩子做事總是丟三落四、忘東忘西？孩子就是不能乖乖坐好，一定要跑來跑去？已經講過好幾遍的話，孩子總是講不聽？如果孩子常出現這些問題，很可能就是孩子有注意力不足過動症。

注意力不足過動症症狀可分為注意力不足和過動／衝動兩大類型，此兩種症狀群各包括九項行為特徵（如下頁表所列），在臨床上，如果孩子反覆出現以下症狀時，我們稱之為注意力不足過動症。

依據《心理疾病診斷統計手冊，第四版》（DSM-IV）的診斷標準，下表左右兩欄之症狀中若吻合六項，症狀時間超過六個月，七歲前便開始，在兩種以上的場合出現社會、學業、工作適應障礙、排除其他診斷，譬如自閉、精神分裂、焦慮症、情感性精神症、人格疾患者，即為注意力不足過動症。

	注意力不足症狀	過動／衝動症狀
a	無法注意到小細節，或因粗心大意，使學校功課、工作或其他活動發生錯誤	在座位上無法安靜的坐著，身體扭來扭去
b	在工作或遊戲活動中，無法持續維持注意力	在課堂中常離席，坐不住
c	和別人說話，似乎沒在聽，心不在焉	在教室或不該坐立不安的場合中，不適宜地跑、跳及爬高等
d	無法完成老師或家長交辦事項，包括課業、家事等（非違抗性行為或因不了解，而使得交代的工作無法完成）	無法安靜地參與遊戲及休閒活動
e	缺乏組織力，無法安排工作或態度散漫，要人提醒才能完成	不停地動（很像發動的馬達）
f	常避免、不喜歡或拒絕參與需要持續使用腦力的工作，譬如：學校工作或家庭作業	話太多（經常不間斷地持續說話）
g	容易遺失或忘了工作或遊戲所需的東西，如：玩具、鉛筆、書等	問題尚未問完前，便搶先答題
h	容易被外界的刺激所吸引而分心	在需要輪流的時候，無法耐心地等待
i	容易忘記每日常規活動，需大人時常提醒	常中斷或干擾其他人，譬如：插嘴或打斷別人的遊戲

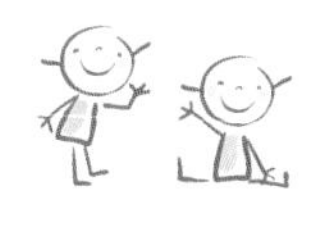

a、b、c、h指的是無法抓到學習的焦距

當孩子在視覺注意力（visual attention）出現抓不著焦點，或是認知上無法區別正要作的重點時，孩子就會粗心、馬虎、無法注意細節（症狀a）。當孩子在聽覺注意力（auditory attention）有問題時，孩子呈現不聽話的狀態，似乎沒有在聽（症狀c）。當孩子在警覺或持續力（vigilance）出現問題時，則出現無法持續或易被外界刺激分心的狀態（症狀b和症狀h）。

因此，孩子不聽話，不是故意的，而是因為孩子大腦中指令的關連性出問題，簡單地說，就是「有聽沒到，有進沒入」。注意力不足的孩子，視覺或聽覺呈現被塞住的狀況，塞住的原因是環境中有更多其他的刺激，占據了他們視覺或聽覺注意力，他們忙著應付其他的刺激，而無暇接受眼前的刺激，故呈現發呆狀態，表情顯得很酷、很呆，彷彿有聽沒到或被誤認為不聽話。

f指的是因指令吸收不佳，影響學習動機

此類孩子經常出小狀況，想逃避複雜的認知學習。最明顯的例子是，許

多學生在小學三年級之前，功課簡單，並無學習問題，但等五年級之後功課越來越難，於是，孩子在學校的學習或人際關係上出了狀況。回到家裡，寫功課時愛找藉口，一下子上廁所，一下子開冰箱，嘗試逃避複雜的認知學習，甚至拖拖拉拉，不到最後一分鐘，絕不繳作業。

d、e、g、i牽涉到小孩子的計畫能力(planning)

所謂計畫能力是指執行一連串指令，遵行日常規範或活動時的組織能力。出現症狀d的孩子，常常無法主動完成或交辦日常事務，就算完成，也是因為被勉強，或是已被大人催促了很多次才完成。完成的作品，也是令人不盡滿意。

當訊息或指令不暢通時，孩子呈現缺乏組織能力狀態，用一般的話來說，孩子是呈現被動的學習狀態，被罵一句，才動一筆（症狀e）。

最後的結果是，許多生活常規對這群注意力不足的孩子來說，是很複雜難行的。譬如，房間要整齊，這指令中間包括了許多步驟，注意力不足的孩

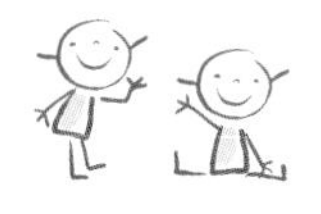

子，只要看到桌上擺滿一堆又一堆的東西，雜亂無章，他就會不知所措了，更何況房間要整齊，包含把東西先分類，再各就各位放好。對於缺乏計畫能力的孩子而言，他們完全無法完成，故許多父母整天空抱怨，孩子什麼都做不好，要帶去學校的東西經常忘東忘西，不記得帶，橡皮擦天天買、天天丟（症狀g），孩子卻好像什麼都無所謂，生活常規都是在有人提醒的情況下才能完成（症狀i）。

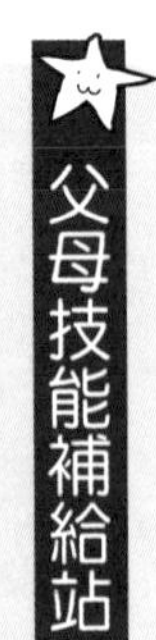

孩子組織能力小檢測

煩惱的早上上學時刻	回家寫功課
★是否準時起床	★是否可以坐好
★是否盥洗	★是否可以整理書桌
★是否穿衣服	★是否削好鉛筆
★是否吃早餐	★是否拿出書本
★是否背上書包	★是否收心準備寫功課
★是否出門	

組織能力，指孩子的計畫力或預測力，也就是孩子是否能主動想到下一步要怎麼做的能力。注意力不足的孩子，缺乏此種計畫或預測的能力，因此會丟三落四、忘東忘西，使父母懷疑他們的智商有問題。

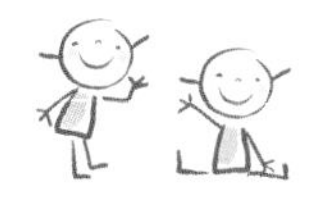

事實上，孩子並不笨，只是需要父母有耐心地用行為制約的方式，自幼去規範他們的組織力，以減少散漫、漫不經心、糊裡糊塗等問題。若碰到有愛心又有方法的父母，透過漸漸訓練或制約，假以時日，他們就會出現有條有理、規規矩矩的表現，甚至可以顧前又顧後。

貼心叮嚀

父母須學習訓練孩子的組織或計畫能力

譬如，每晚寫功課時，父母可列出寫功課的時間表：一次以二十到三十分鐘為一單元；對低年級的注意力不足過動兒，則可考慮將功課內容分成幾個小段：

- 二十分鐘內寫一行字。
- 寫完可休息十分鐘。
- 訓練孩子計畫把複雜的事，分為若干小段來處理。先做完一小段，再做另一段。

為什麼同學都不喜歡我？

大鵬是有注意力不足過動症的小學五年級男生，平時上課，除了愛說話、愛自己玩鉛筆之外，下課時，易與同學起爭執。母親屢次勸他要與同學和平相處，但大鵬就是聽不進去，每次下課總有同學喜歡挑釁大鵬，過沒多久，他們就打成一團了。

大鵬缺乏社交技巧，無法了解別人的感受，一味自私，只顧自己的需要，卻總是抱怨：「同學都不喜歡我，我怎麼辦？」

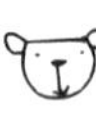

人際關係不佳的原因

情緒障礙的孩子人際關係差，主要是因為孩子在以下幾個方面出現問

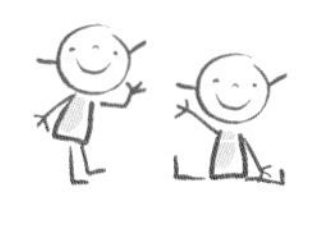

題，因而無法與他人有良好的互動：

對焦點（focus）：就像相機不能聚焦，他們很容易被別的事吸引，因此，常常沒有聽進去別人交代的事。

持續力（sustain）：他們無法持續其注意力，故當開始玩遊戲時，也許他們充滿興趣，但才玩一下，便馬上覺得無趣，因此開始東張西望，去尋求別的刺激。

不耐煩（boring）：很快便覺得團體的遊戲過於規律、無趣，而選擇脫隊。

誤解（misinterpretation）：最嚴重的情形是，因注意力不足而誤解遊戲規則，而被其他人指正。

生氣（anger）：情緒障礙孩子的情緒出現時，會以直接的方式，如推翻桌椅，表達心中的不滿。

表達力（verbal ability）：情緒障礙孩子的表達能力不佳，尤其在氣急敗壞時，情緒語文表達更是不理想，故易直接以肢體暴力表達不滿。

社交技巧（social skill）：情緒障礙的孩子因為不懂得社交技巧，而無法好好與他人相處。

解決方法

適當的社交技巧能力對情緒障礙的兒童而言是絕對必須的。父母要如何培養孩子的社交技巧呢？可見第231頁「社交技巧訓練」的內容。

這不是叛逆——認識青少年憂鬱症

十四歲的大鵬最近成績一路下滑，晚上睡不著，白天沒精神上課，常常發脾氣，動輒怪東怪西，當聽到父母嘮叨幾句時，又突然大發雷霆。有一天晚上，大鵬出現自殘的行為，用刀片割傷自己，還聲稱有幻聽干擾，指使他去自殘。原來，大鵬早已出現憂鬱症狀，時間拖久了，於是出現短暫的幻聽現象。

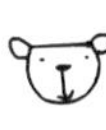

注意力不足過動症的孩子，通常在不同成長階段，有不同的特徵。在國中期與高中期的注意力不足過動症中，一個明顯的特徵是青少年憂鬱症。

青少年的憂鬱症不同於大人，大人的憂鬱症較單純，或因慢性憂鬱個性而時好時壞。但青少年的憂鬱症常合併其他成長過程中的某些疾病，以下就青少年憂鬱症作介紹，並介紹青少年憂鬱症的治療。此外，除了必須治療表面上的憂鬱現象之外，同時也要與共同發生的其他疾病一起診斷，譬如，焦慮症、對立反抗症、行為規範障礙、藥物濫用、酒精濫用等。

症狀

憂鬱的青少年逐年增加，其盛行率為百分之四・七。青少年的憂鬱症與大人不同，有些是純憂鬱症，有些是雙極性精神病，即所謂的躁鬱症，其呈現的主要症狀包括易怒 (irritable)、叛逆、易鬧脾氣、莫名其妙的哭鬧、拒絕談真心話等。

小時候有注意力不足過動症，長大後如果合併憂鬱症者，會出現以下的特徵：

- 工作動機降低。
- 對事物失去興趣。

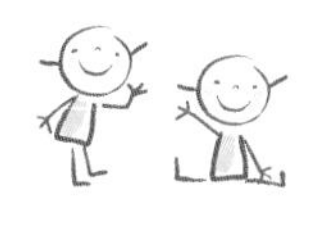

- 無力感。
- 無望、無助。
- 社會萎縮，即逃避社會、避免人際接觸。
- 情緒空虛。
- 體重減輕。
- 睡眠型態改變。
- 注意力無法集中。
- 甚至充滿黑暗的自殺念頭。

青少年的憂鬱往往和低自尊有關，此種憂鬱傾向，並不像成人直接以心情不佳表達，反倒以下列症狀表現：

- 動輒要求大人滿足小孩的需求。
- 每一樣大人要求孩子要做的複雜工作，孩子樣樣表現出不耐煩、不合作的態度。

- 孩子直接以憂鬱情緒求救，因為他們也不知道該怎麼辦。
- 最嚴重者，是索取金錢花用在傷害自己的藥物或菸酒濫用上。

憂鬱症共病症狀

- 與焦慮症的共病率：百分之七十五。
- 與對立反抗症的共病率：百分之五十。
- 與行為規範障礙的共病率：百分之三十三。
- 與藥物濫用的共病率：百分之二十五。
- 與酒精濫用的共病率：百分之二十五。

青少年的憂鬱症可能連帶產生許多共病症狀，因此，父母千萬不可輕忽青少年的憂鬱症，以為那只是青春期的叛逆現象，而耽誤了治療的時機。關於判斷青少年是否患有憂鬱症的標準，請見第100頁「孩子，你憂鬱嗎？」

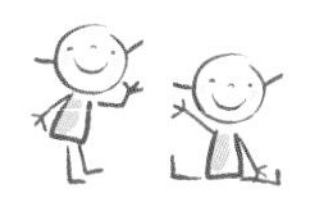

哪一群情緒障礙孩子需要治療？

有下述成長危險因素的孩子需要及早就醫治療

孩子的情緒障礙是先天生理缺陷所導致，父母在孩子被貼上不聽話、不乖的負面標籤之前，應及早讓孩子就醫，並為孩子營造一個合適的環境，讓孩子健康的長大。尤其具有下列成長危險因素的孩子，需要及早就醫治療：

生物因素

- 父母有喝酒成癮的習慣，且喝得過量，甚至是酗酒傾向。
- 父母情緒不穩，甚至出現憂鬱症狀。
- 父母有明顯的憂鬱，或經年累月的焦慮症狀。

孩子本身的因素

- 早產兒或出生體重過輕。

- 在成長過程中，出現語言發展遲緩的孩子。
- 小時候經常生病，或身體化症狀多的孩子。
- 有些不自主的眨眼、身體肌肉抽搐、愛吸手指或摳手指的孩子。

心理因素

- 父母因婚姻不協調，而成長在缺乏父愛或母愛大環境下的孩子。
- 父母因事業因素，而由祖父母照顧長大，或寄居他人籬下，在成長的早期缺乏「愛」的滋潤的孩子。
- 雖父母健在，但父母只會教訓孩子，使孩子的需求未被滿足，缺乏安全感，出現情緒不穩。
- 父母過度嬌寵，過度保護，使孩子缺乏處理挫敗感的經驗。
- 親子關係差，或同儕關係差，而屢遭拒絕的孩童。
- 在漸漸要認同父母的階段中，明顯因缺乏「愛的具體關懷」，而無法認同大人或社會的孩子。

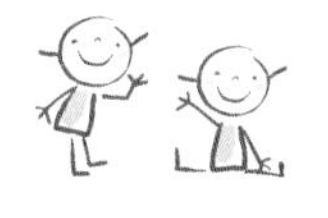

- 不平衡的情緒漸漸發芽，直至進入學校後，適巧出現學校適應問題，或人際關係受挫時，情緒障礙開始成形。

社會因素

- 父母的觀念過度完美或固執。
- 父母不肯接受孩子有生理或心理的缺陷。
- 孩子的需求被扭曲，譬如，父母誤以為孩子想學跳舞，是為了要逃避學校的課業。
- 父母總以為，孩子的行為是出於故意，或是偷懶、欠打。
- 父母常常對孩子作高標準的要求，而增加了孩子與父母的疏離感，犧牲掉寶貴的親子關係，父母卻仍不自知。
- 父母不承認醫學上已診斷出的大腦缺陷，因而讓孩子的困難得不到解決，甚至耽誤了治療時機。

輔導的注意事項

好的老師或心理輔導專家可以發現情緒障礙兒童，並針對其生理與心理困難，做具體的補償，以適當彌補成長過程中，所缺乏的具體的輔導。

在生理上，情緒障礙兒童因智能或注意力問題，而出現學習困難時，父母或輔導者需要承認與面對困難，邀請特教專家或醫學專家，分別處理與解決其智能和注意力問題。

在心理因素上，若發現小孩有明顯的引人注意、要人多關心他的需求時，父母或輔導者，須多關注孩子的需求，多花時間陪伴孩子、鼓勵孩子，來彌補孩子心理上的大黑洞。父母及輔導者應製造機會，讓孩子反覆經歷成功的感覺，來取代被拒絕或被忽略的自卑感。當孩子在其中感受到肯定與自我實現時，孩子的引人注意言語或行為，便開始漸漸減少。

心理醫師的提醒

✪處理兒童青少年心理衛生問題的精神科醫師，以及學校或醫院中處理兒童青少年心理衛生工作的心理師、學校老師，須重視孩子的輔導工作，加強黃金三角（醫師、老師、孩子）的合作。

✪研擬正確的篩選機制，使有生理或心理危險因素的孩子，早日被發現。

✪共同加強正確的兒童心理衛生教育。

如此，才不至於坐視許多孩子在社會觀念扭曲的溫床下，使不算嚴重的情緒障礙問題，至終卻發展成嚴重的精神疾病（mental disease）或人格異常(personality disorder)。

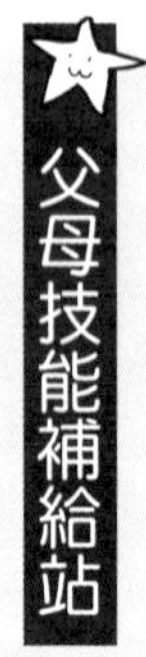

父母技能補給站

父母老師聯絡卡

孩子在學校時，父母可以把孩子的問題行為、習慣等列出來，請老師幫忙注意孩子的狀況，請老師記錄問題行為的出現與否以及出現的頻率，以隨時追蹤孩子的狀況。如果有進步，可請老師給予孩子適當的鼓勵。

請老師幫忙注意的事項	老師的記錄
打人	無□ 有□ 出現頻率＿＿＿＿
發脾氣	無□ 有□ 出現頻率＿＿＿＿
上課發呆（不專心）	無□ 有□ 出現頻率＿＿＿＿
上課說話	無□ 有□ 出現頻率＿＿＿＿
有無遵守老師指示	無□ 有□ 出現頻率＿＿＿＿

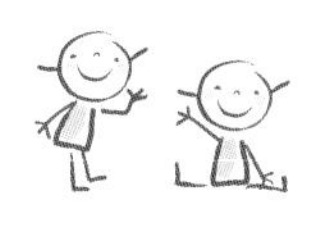

孩子有注意力不足症該怎麼辦？

對過動兒來說，專心是件很困難的事。他的注意力不是沒有，而是發展得比正常小孩慢，譬如，七歲的過動兒，他的注意力可能和正常五歲的小孩相當。其實，這類孩子不是缺乏管教，也不是天生的劣根性，而是大腦神經通道出了問題，導致他特別容易有分心、衝動和過動的行為。這些孩子可以利用行為治療、藥物治療、家族治療的方式，漸漸獲得改善。以下分別介紹這三種治療方式：

行為治療 (behavior modification)

當孩子因情緒障礙而有問題行為出現時，可以透過後天的行為治療方法加以改善。行為治療包括下列幾項：

- 社交技巧的訓練（詳見第231頁）。

- 父母的團體治療，內容包括：
  ——家庭中對注意力不足過動症的錯誤認知。
  ——問題互動關係的處理。
  ——父母管教注意力不足過動症的知識。
- 注意力不足過動症孩子本身的團體治療。
- 對有學習障礙的孩子進行特別輔導。

藥物治療 (pharmacotherapy)

部分情緒障礙的症狀則必須透過行為治療與藥物治療雙管齊下的方式。由於注意力不足過動症是因為大腦的神經傳導物質分泌有缺陷所導致，藥物可以影響腦內傳導物質的分泌，進而增加這些腦細胞的功能，改善過動的症狀，臨床上有許多案例已證明藥物治療的效果。以下針對各種可施行藥物治療一一做介紹。

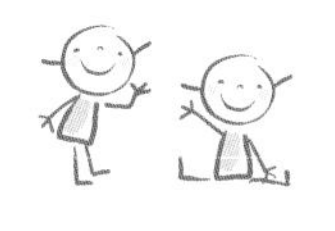

中樞神經活化劑(stimulant medication)的效果

- 使用整合分析(meta-analysis)發現，中樞神經活化劑能有效減少一半注意力不足過動症患者物質濫用（酗酒、抽菸、吸毒）的風險。
- 在童年時期使用中樞神經活化劑治療注意力不足過動症病患，能預防未來物質濫用的現象。
- 使用中樞神經活化劑幫助孩子的學習，同時合併社交及情緒管理，能避免孩子將來走向墮落，出現行為問題(conduct disorder)或成為青少年罪犯。
- 其效果是非常明顯的，百分之六十到九十的注意力不足過動症病患，服用後可見到明顯的改善。對過動、注意力不足、衝動、敵意、社會關係不良、成績表現低落等，均有明顯的效果。但對偷錢、說謊、頂嘴、破壞行為的改善，則不一定有效。

思銳(Strattera)

- 作用：是一種正腎上腺素再回收抑制劑，能有效改善注意力不足症狀。

- 用量：通常早晨服用一劑或平均於早晨及午後或傍晚各服用半劑。
- 副作用：最常見的副作用，包括腸胃不適及疲勞。可調整孩子服用藥物的時間，晚上服用或許可減少白天嗜睡的程度；另外，和食物一起服用，或許能減輕腸胃不適。
- 孩子需要一段時間適應新的藥物，所以可能需要一個月的時間，讓治療完全發揮效果。

利他能 (Retalin)

- 一般在臺灣是十毫克一顆。
- 作用：注意力與情緒管理問題，跟神經之間的傳導物質和正腎上腺素的分泌量有關。利他能可增加神經傳導物質多巴胺 (dopamine) 與正腎上腺素之量，讓病童神經傳導物質濃度提高，服藥後，百分之八十的病童可以看到明顯改善。
- 用量：低劑量開始用 0.3 至 0.5 mg/kg/dose，最高量一天不超過 2 mg/kg。

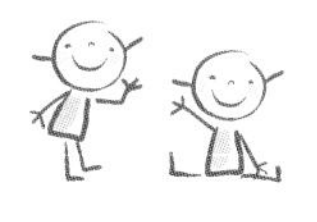

- 副作用：胃口差、體重降低、噁心、失眠、頭痛、肚子痛等。
- 作用時效：三至五小時。

專思達 (Concerta)

- 成分：中樞神經活化劑 (methylphenidate)。
- 作用：增加孩子原先不足的腦部神經傳導物質的量，藉以增加注意力和平衡情緒及行動。
- 作用時效：長效型藥劑（約十二小時），一天服用一次（建議早上八點前服用）。
- 劑型設計：膠囊的外表有粉狀的 methylphenidate 包裹，吞下之後，表面的 methylphenidate 會馬上溶解，被腸胃吸收，而立刻發揮藥效，而後膠囊慢慢的吸收水分，持續逐漸釋放內含的 methylphenidate，使得藥效能持續十二個小時。
- 服用須知：不可咬碎，須整粒吞服（可配合優格，讓第一次學習吞藥的病童服用）。可飯前或飯後服用，不受食物影響。瓶蓋須嚴密蓋緊。

長效型 ADHD 治療藥物——世界先進各國用藥的趨勢

過去對於中樞神經活化劑的治療，家長、老師甚至醫師本身多有所顧慮。主要是副作用的影響（如食慾減退、失眠、頭痛或激動情緒等），或長期使用的後遺症質疑（如生長發育遲緩、引發抽搐症或藥物濫用依賴等）。

二〇〇八年八月，和利他能同成分的長效型專思達，由美國藥物食品管理局（FDA）核准上市，首先成為二十一世紀治療注意力失調症的長效緩釋放型藥物，由於副作用低、療效明顯較佳，這幾年已成為歐美先進各國治療注意力不足過動症的主要用藥。

針對長期服用專思達的安全性，國外已有許多大型的追蹤資料，顯示專思達具有下列好處：

- 不會影響生長發育（身高體重和一般同齡孩子並無差異）。
- 針對父母所擔心的藥物濫用或成癮的可能性，長期研究顯示，服用專思達

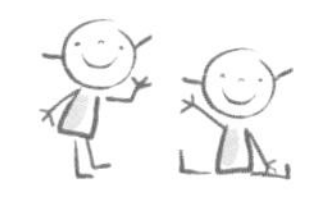

並不會導致成癮的傾向，甚至可以降低百分之八十五孩子未來物質濫用的風險。

臨床經驗顯示，中樞神經活化劑的效果顯著，服用長效型的專思達後，許多孩子深深受益，甚至本來考班上倒數第五名的學生，吃藥後考到班上第五名，可見孩子並不笨，只是需要一點點的神經傳導物質。只要是經心智科醫師診斷確定，考量病童先前的服藥史和做好家長、老師的藥物衛教與療效監測，運用藥物治療，便能改善注意力不足的症狀。

專思達使用的同時，另外再配合家長和老師的輔導，可以幫助孩子有效學習、快樂成長。兒童是國家未來的主人翁，我們須注重孩子的腦力，特別是這群注意力失調的孩子，若能藉著醫療科技的進步，而使其注意力重新對焦，天馬行空的跳躍式思考，也能轉化為活力十足的積極行動，進而建立自信，實踐夢想。

長效專思達與短效利他能的比較

	專思達	利他能
副作用	專思達是一種延長釋放劑型，藥性較緩和。不像利他能，一天需服用多次，血中濃度會呈現忽高忽低變化，因此副作用較少。	利他能藥效短、釋放速度快，產生的副作用較明顯（如神情呆滯、心悸、嘔吐等）
方便性／隱私性	專思達每天出門前服用一次即可，容易保有隱私性	利他能一天服用多次，孩子必須在校服藥，很難保有隱私性

家族治療

有時候，行為治療的方法不一定有效，這與家長過去習慣用打罵的方式教育孩子有關。很多父母親看到孩子不聽話，就以責罵的方式來管教孩子。最後的結果是，孩子根本不理會父母親，造成親子間的對立狀態。

此時，可以透過家族治療的方式來幫助孩子與家人重新建立關係。所謂

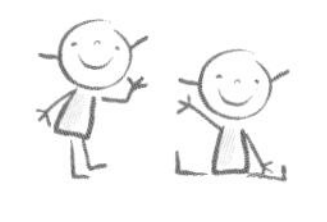

家族治療是指由醫師在中間作橋樑，邀請大人與小孩共同參與討論，在此過程中，醫師觀察他們的溝通模式，並分析他們互動的問題所在，協助父母為孩子建立一個有利於成長的大環境。

在孩子的成長過程中，大環境扮演了重要的角色。如果這個大環境給孩子很多的關懷與滋潤，教導他正確的觀念與策略，那麼，就算這個孩子先天有生理上的缺陷，後天也會往比較好的方向來發展。

如何幫助憂鬱的青少年？

一般父母往往未能察覺，孩子是受到先天發展上的缺陷而出現情緒障礙問題。在誤解的情況下，大人往往以打罵的方式對待小孩，更加使得他們失去信心，而感到自卑。這樣的孩子到了國中、高中，當課業壓力越來越重時，就容易出現憂鬱症狀。若父母沒能及時發現，青少年可能就會因為無法承受壓力而有自傷或傷人的想法與行為。因此，青少年憂鬱症的治療，父母千萬不可忽視。青少年憂鬱症通常採用藥物治療合併心理治療的方式，來減緩憂鬱的症狀。

藥物治療

- 就目前的醫學趨勢，心智門診的心理醫師，如果認定青少年有憂鬱、失眠症狀，第一步一定會考慮用藥。

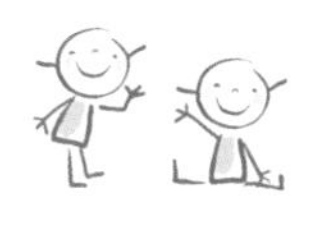

- 新一代的抗憂鬱藥物，對憂鬱症狀的控制，效果顯著。
- 抗憂鬱藥效通常要二星期左右，才明顯感覺憂鬱情緒改善。請父母千萬不要抗拒用藥或活化劑，用一天停一天，耽擱病情只會使孩子加速症狀干擾，而延誤了他們的學習機會。
- 針對小時候合併注意力不足過動症的青少年，白天須考慮使用中樞神經活化劑，來加強上課的專心度。
- 用了專思達後，百分之六十至九十的注意力不足過動症狀，可見到明顯的改善。

心理治療

除了藥物治療之外，必須強調雙管齊下 (combined therapy)，同時須配合認知行為治療與父母親子互動改善治療。

行為制約（behavior modification）

在回診的過程中，青少年與父母可以先把具體的壓力或生活問題提出，與心理醫師做支持性心理治療。除非醫師覺得有特殊需要的個案，才會另闢時間，作深度分析性心理治療。

父母團體治療

同時建議父母參加親子互動改善的團體治療，內容包括：

- 注意力不足過動症與青少年憂鬱症的了解。
- 有效的父母管教策略。
- 父母的 EQ 管理。
- 問題行為的處理。

青少年自我肯定團體治療

在寒暑假期間，許多醫院有開設自我成長之團體課程，以促進青少年的自我肯定，以馬偕醫院心智科的團體治療為例，治療內容包括：

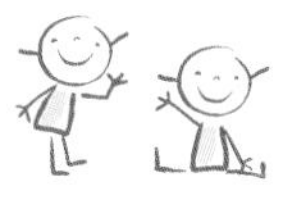

✪自我認識。 ✪自我調節。 ✪自我了解。 ✪自我肯定。

親子衝突的團體治療

參加完上列初級班（親子互動改善的團體治療）後，若仍有親子衝突時，可以參加親子衝突的進階班。

貼心叮嚀

有些父母只考慮給孩子吃藥，但自己卻不知改變管教方針，因此孩子雖然在用抗憂鬱症的藥，但父母卻不知不覺中繼續他們無效率的管教，每天繼續刺激孩子，用說教的方法激發孩子原有的負面情緒。最終，藥效被父母的頑固中和，因而導致治療完全無效。

在此呼籲接受憂鬱症治療的青少年的父母，在陪伴孩子就醫的同時，也一起參加父母的成長團體，早早糾正自己管教孩子的壞習慣，改以正向、鼓勵的方法，才能真正幫助孩子早日走出憂鬱症的陰霾。

我的孩子怎麼會有問題——情緒障礙兒童父母之迷思

大鵬是情緒障礙兒童，父母在看過各大醫院的兒童心智門診確定診斷後，大鵬的母親就拒絕再就醫或吃藥，主要是因為，大鵬吃藥後感到不舒服，而大鵬的母親也聽說吃藥會影響大鵬的成長。

事實上，藥物不是毒，只要在合理的治療劑量內，用藥是安全的。大鵬的母親不應迷信網路上某些不正確的宣導，譬如，「孩子吃藥會長不大」、「小時吃藥，長大會成癮，一輩子擺脫不掉吃藥的陰影」，須了解，有醫學驗證的新觀念，才能治療大鵬；誤導的資訊，只會加速情緒障礙症狀的發生。

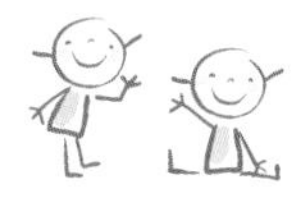

不正確的觀念

沒有一位父母樂見孩子去看精神科，因為父母怕孩子被標籤化、汙名化。但不去看醫生的結果，是老師懷疑孩子的父母有問題，或經常被老師寫聯絡簿，每一次父母接到老師的電話，情緒不免低落，甚至自己都想去看精神科。但何以父母寧願自己看精神科，也不願意帶情緒障礙兒至兒童心智門診走一趟？其中部分原因包括：

- 目前國內大多數醫院的兒童心智門診，是附屬在精神科之下，父母看到精神科三個字，就不想去。
- 由於兒童心智科醫師數量不足，有些父母根本掛不到號。
- 即使掛到號，但對醫師的診斷不滿意，或醫師根本沒有提供具體可行的輔導策略。
- 父母根深蒂固的認為「不會是我的孩子」、「我的孩子怎麼會有問題？」

父母得知孩子有情緒障礙後，第一反應通常是拒絕；拒絕後，往往先考慮以偏方代替正統治療，譬如，有人謠傳感覺統合治療 (sensory integration) ❺ 能治療孩子的問題，故父母寧願省吃儉用，把錢花在沒有醫學實證報告的治療方式上，結果是白忙一場。

故在父母拒絕的過程中，父母不單耽誤了孩子的學習時機，使孩子已累積了許多不受歡迎的興趣或習慣，又加上成績不理想或人際關係不佳時，最後父母才勉強妥協，願意改變態度，接受治療。

但往往父母在面對藥物治療時，又只是勉強接受，往往選擇有需要的時候才服用藥，假日不用藥，又當得知藥物對某群情緒障礙孩子有副作用時，便立即放棄藥物治療。因此臺灣家長其醫囑遵從率不高，主要是因為父母缺乏正確的兒童發展觀念及用藥知識。

❺ 主要的治療方式是提供合宜的本體覺、觸覺、前庭覺的刺激活動，使病患能主動的與環境互動，進而產生適應性反應 (adaptive response)。

貼心叮嚀

許多父母或社會的扭曲觀念，阻擋許多孩子的需要，使孩子得不到應得的輔導，實屬可悲。社會觀念保守或兒童心理衛生教育差的國家，流行著缺乏經科學驗證報告的偏方，譬如：

- 「大智若愚」的觀念，耽擱了無數發展遲緩兒作早期療育(early intervention)的黃金時機。
- 「吃藥會傷腦」的觀念，讓許多注意力不足兒童，加速出現情緒障礙問題的後遺症。
- 「孩子不打不成器」的觀念，使孩子認同暴力，合理化孩子的暴力行為。
- 「偏方治大病」或「以感覺統合治療過動兒」的觀念，使許多過動兒常被強迫吃了許多維他命，或勉強接受許多不必要的治療，而耽擱了早期療育的時機。

正確的觀念

其實，藥物對情緒障礙兒的大腦有活化作用，絕非傷害大腦，針對注意力不足的缺陷，現代的醫學絕對偏向雙管齊下的治療，即合併藥物治療加上行為制約。

吃藥的情緒障礙兒，後遺症減少；不吃藥的情緒障礙兒，長大後易出現人格異常或社會適應問題。如何加強父母有正確的情緒障礙處理模式，是兒心醫療界的當務之急。

服藥後孩子仍成績不理想

藥物是改善情緒障礙的一個有效治療方式，但孩子如果已經服了一陣子的藥，卻在學習方面仍表現如故，成績也沒有明顯的進展時，此時需要考慮下列兩個問題：

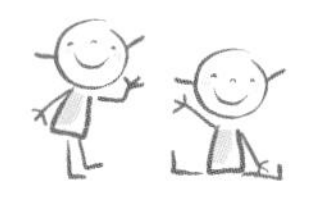

是否藥量太低

對體重過重的情緒障礙兒來說，每天只吃十毫克的利他能，顯然藥量是不足的，可至兒童心智門診請醫師提高用藥量。

是否讀書毛病多

許多孩子上課或寫功課時，因長久注意力不足或學習動機不佳，而培養出一些壞習慣。下列是許多注意力不足過動症的孩子，最常見的讀書壞習慣，因為這些習慣，久而久之，孩子會被老師認定是特殊學生：

- 上課愛說話。
- 上課愛發表意見，但是常講錯。經過老師多次糾正後，轉變成與同學聊天或傳紙條。
- 自己玩鉛筆、看小說、上課趴著睡覺。
- 習慣性的回家不讀書。就算是坐在書桌前，也是一下子就起來打電話、上廁所或喝水，總是藉口多，而無法持續完成功課。

- 依賴參加補習班，但都在補習班說話或睡覺，晚上又睡不著，因為白天在補習班睡太多，甚至有些情緒障礙青少年乾脆半夜起來偷打電動，而在白天趴著睡覺。

部分家長會擔心藥物對孩子會有副作用，擔心藥會傷害腦，而拒絕給孩子吃藥。這是因為父母對藥物的認知不夠正確，或者使用藥物的習慣不佳所導致。事實上，正確的醫學概念是：及早發現，及早治療。因為藥物的安全性，已經有五十年的醫學驗證。

只要正確的使用藥物，另外再配合行為治療，大多數的過動兒在情緒與行為上，都會獲得明顯的改善。家長若一味拒絕用藥，只會讓孩子錯失治療機會，不但影響學習表現，孩子長大後，到了青少年時期將容易出現更嚴重的情緒障礙、行為違常等問題。

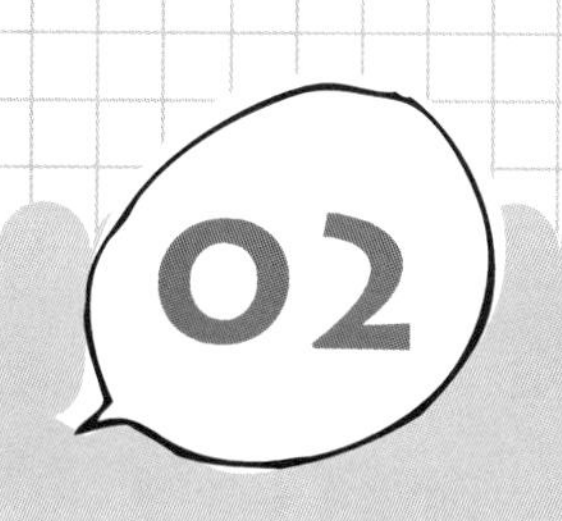

情緒障礙的外顯現象

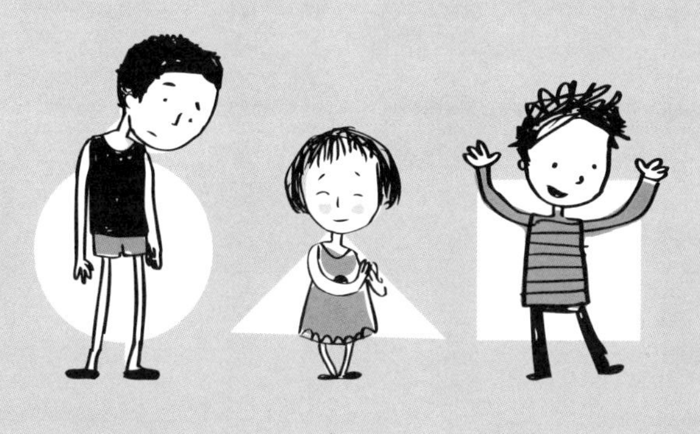

為什麼孩子常常會生氣？

大鵬自幼就暴躁易怒，小學一年級時，常常因為小事而跟同學起爭執。到了三、四年級的時候，常常亂發脾氣，甚至開始出現打同學、拿筆畫同學衣服的行為，因此，在班上的人際關係不佳，幾乎沒有朋友。升上國中後，亂發脾氣的行為也越來越嚴重，更引起班上同學的強烈反彈。

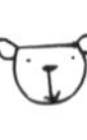

在孩子發脾氣時，一般的父母通常只會禁止孩子發脾氣，不曾坐下來耐心地告訴孩子，他們有個性上的問題。許多原因會造成小孩生氣，大致的原因包括：孩子本身的原因、父母常讓孩子生氣，以及人際關係的困擾，以下就各種原因一一作介紹。

孩子本身的原因

孩子的個性敏感

由於對環境中的變化不易適應，因而直接表達敏感的情緒。譬如，對熱空氣敏感，馬上抱怨很熱，不能忍耐。如果又加上容易出汗，皮膚又敏感，直接出現邊抓皮膚，邊發脾氣的情形。

孩子容易搞錯別人的意思

可能因注意力不足，故常出現有聽沒到、有進沒入的現象。當別人在講複雜或孩子不想做的事情時，孩子會無法吸收複雜指令，或選擇性的只作簡單的回答。久而久之，常被父母或同學誤解為不聽話或明知故犯的壞孩子，容易與人有誤會、起爭執。

孩子個性固執

可能因「沒聽清楚別人」的指令，故孩子一直只遵守自己所吸收的訊息來行為，而表現出不相信別人、堅持自己想法的態度。有些情緒障礙兒童，由於小時候常被拒絕，故孩子也學會拒絕別人的意見。別人要求做一件事，孩子第一步便是習慣性以直接拒絕來表達自我主張，往往等別人憤怒或大聲吼罵時，孩子才會勉強接受之。

選擇性的接收指令

因為選擇性的接收指令，故對較難或較複雜的要求，孩子不易接受。容易或好玩的事，譬如，有聲光效果的電視或電動，孩子則會主動的去接觸，父母因此會誤認為他是自私的小孩，只會做他愛做的，或大人看來不重要的事，對別人在意的事或生活常規則不感興趣。

孩子愛頂嘴或強詞奪理

因為先天的注意力不足或後天經常被父母責怪，情緒障礙的孩子常覺得自己很冤枉，明明沒有接受到訊息或是明明沒聽到，別人卻說已說過，故孩子會頂撞父母，有時甚至出現有憤怒情緒的頂撞。頂嘴後，又更加被父母責

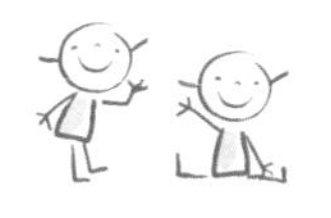

備，父母責怪孩子態度不好，結果再度使孩子的情緒低落。

小孩的確有情緒問題

因為容易被誤會，孩子心懷不平，易出現負面情緒，愛抵賴或愛亂想，出現對立反抗症兒童的具體特徵——發脾氣、愛唱反調。注意力不足常合併出現對立反抗症的診斷，大多數的注意力不足症候群兒童，有百分之八十的機會，合併嚴重情緒的障礙。

孩子有低成就感

因為先天的缺陷，這些孩子會在成長的過程中，出現成績不理想，或人際關係不佳的情況。他們自幼就感受到「比不上」別人的自卑感，有時會因此自暴自棄。態度上，出現消極性的逃避，有時，對問話都以「隨便」、「我不知道」回答之；行為上，出現不負責任、不關我事的輕浮態度。

父母常讓孩子生氣

父母對注意力不足或情緒障礙的不了解

許多父母不知道自己的孩子先天具有注意力不足或情緒障礙的症狀，而沒能以適當的方式管教孩子。中國人往往強調權威式的教育方法，故只要看到孩子不聽話時，常以責罵或體罰的方式對待之，殊不知孩子在成長過程中已發生問題。孩子成長在高壓處罰的環境下，自然會常陷入生氣的情緒中。

無理的要求孩子

除了父母對孩子不當的處罰之外，父母常因為對孩子有過多期望，而無理的要求孩子。譬如，最常見的衝突問題，父母因為孩子功課不好，而安排許多補習或家教，孩子每天上安親班或補習班，無法休息、玩耍，孩子在如此疲累的功課壓力下，自然常常會生氣。

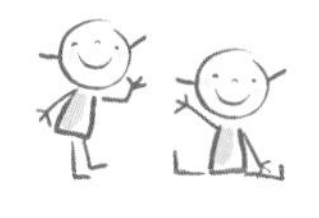

無效的管教

父母會因為習慣性的發布無效指令，而非具體有效的引導孩子聽話，使孩子不知如何行為，孩子一次次地遭到父母責罵，因此，自然會常常生氣。譬如，父母習慣用「不要」的指令，來禁止孩子做某些事，結果孩子往往跳過「不要」，反而去執行「不要」之後的動作。簡單的說，過動兒父母愛講「不要動」，但孩子偏偏一直動個不停，結果是被毒打一頓，孩子因而會生氣。

有壓力的父母

有些父母有焦慮或生活壓力太大的情形，故父母會嘮叨、愛重複、易發脾氣，甚至歇斯底里式的要求孩子順服。有時父母剛好因為生活壓力大，心情不好，但不事先警告孩子，等孩子一做錯事，父母的情緒一觸即發，因此，更變本加厲的以體罰方式發洩自己的情緒，孩子生活在其中，自然會不滿成長的大環境，因而常生氣。

父母不懂得利用技巧來處理親職壓力

有些父母具「先入為主」觀念，以為孩子是故意的、天生「壞坯子」的主觀思考。孩子做錯事，第一步就是「先打再說」、「皮癢欠修理」，父母不懂得先分析：孩子為何做錯事？在何種情境下做錯？是否可以先安排一些事，轉移其精力而不至於因太無聊而做錯？

貼心叮嚀

孩子有特殊氣質，這不是孩子的錯，父母須多加了解他們，可先安排活動轉移他們的能量，並訓練孩子的規律性，而非等問題出現以後，才來抱怨，甚至責罵小孩。父母須了解，在被「愛」與「希望」中長大的孩子，才能學會「愛」與「信心」的功課。當孩子反覆出問題，又一再被「誤會」與被「責罵」時，使孩子活在「忽略」與「情緒虐待」中，將來，孩子學到的功課，必定只有「仇恨」與「暴力」。

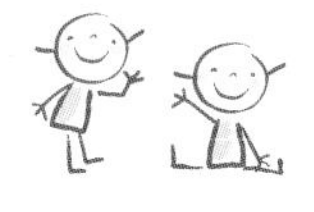

人際關係的困擾

孩子喜歡結交愛插嘴、講難聽話的朋友

可能因為本身有注意力或其他情緒問題，孩子在學校或在外面，易與話多、個性愛強辯、愛講難聽話的同學為伍。其實，他們並不知道自己也常話多、個性愛強辯、愛講難聽話、會觸怒別人。對方被觸怒之後，孩子便會本能性的反擊，因此，孩子在學校，同學間易彼此激怒，自然在學校常常會發脾氣。

孩子缺少朋友

孩子渴望朋友，但是他們不了解自己為什麼交不到朋友，於是他們會孤單、會自卑，自然會出現傷心、愛哭、憂鬱的負面情緒。

孩子人際關係技巧差的原因

✪ 話多、意見多。

- 亂插嘴、等不及輪流發言。
- 有些孩子甚至說話時噴口水。
- 用摸人或拍人的方式，要別人注意他。
- 最不利的是，語言表達力差，常因不知如何開口與同學說話，而直接插嘴，結果反而被譏笑。
- 常因不明原因而在生氣時，為了替自己辯護或講道理，而直接動手打人來表達憤怒情緒。

綜合以上所列，孩子因自己、父母、同學而經常出現不受歡迎的情緒：生氣、愛哭、憤怒。解決之道在於，父母要幫助孩子了解自己的情緒狀態，建議父母可以用講故事的方式，幫助孩子多了解自己的情緒狀態，並幫助他們作情緒管理。

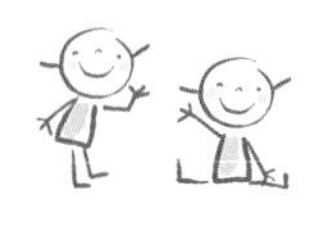

孩子竟然頂撞我

大鵬是典型的情緒障礙兒童，自幼起大鵬的父母覺得大鵬太過活潑好動不提，最受不了的是他的「不聽話」和「自我主張」。小學低年級時，大鵬的老師也一直提醒大鵬的父母，要帶他去給醫師診斷，因為大鵬太愛說話，引人注意，即使以特別座給他坐，仍無法制止大鵬上課時的搗蛋行為。當大鵬進入國中後，大鵬開始會頂嘴了，父母有時會因大鵬的頂撞而當場賞他耳光，但仍無法制止大鵬的叛逆、不聽話行徑。

以下就頂撞的意義與處理方式，略作說明，並提醒大鵬的父母，如何善用頂撞的警訊，來更正確的了解與幫助大鵬。

頂撞的意義

頂撞的意義，是情緒障礙的孩子在情緒上，要表明心中的不滿，並想告訴父母，事情並非如此。頂撞的心理意義在於：

- 他覺得自己有道理，想表現自主。
- 想證明自己是可以獨立的。
- 想抵抗、想報復。
- 想得到別人的注意。
- 想自我辯解。
- 想考驗大人對他們的愛。

請父母接受情緒障礙的孩子無助的一面。如果父母常作無效的嘮叨，孩子無形中便學習到只有用「頂嘴」的方式，父母才有感覺；孩子在無形中了解，只有「頂嘴」才會發現自己是有自尊的存在著。

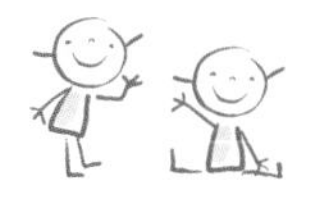

頂撞的處理

正視頂撞的發生

✪每位情緒障礙兒童的父母，千萬不要忽視孩子的頂撞，因為他的頂嘴是要你注意他，你不必一看到這種頂撞，先拒他千里之外。

✪頂嘴是一種警訊，提醒父母可以在第一時間作一些關懷或了解，因而，有一些更大的衝突是可以避免的。譬如，當情緒障礙兒童在開始愛頂嘴時，父母應表現出對孩子的關懷：

——「是否有些事情我沒弄清楚？」

——「來，我們先不要急著用『情緒』表達需要，來坐一下，先喝點水，讓我慢慢地了解一下好嗎？」

學習一些轉換語或幽默的字眼

✪試著想一想，自己是否曾先規定好「家中不允許說髒話」，是否曾訓練孩子用幽默的字眼或行為，來表達心中的不滿。

- 父母須學習一些轉換語或幽默的字眼，例如，「我不了解」、「你可以教我嗎」、「我只是想幫忙」，勿直接激怒孩子。

正確的管教

- 平時勿對孩子的興趣或習慣指指點點，情緒障礙的孩子長大了，非常愛面子，如果父母不懂得區分情境，偏偏選在孩子表現不佳時，挑明孩子的問題、批評他的興趣或習慣，孩子自然會以頂嘴的態度回應之。
- 父母可以試著先分析一下孩子的困難，避免只想到父母自己的面子。
- 不要急著想趁機會修理或管教孩子，管教情緒障礙的孩子，不能總是靠機會教育，而要從長計議，要靠合理的行為約定，或改變問題行為的策略來進行。

父母以身作則

- 當然父母本身須以身作則，常示範給孩子看。譬如，父母今天被上司罵了，

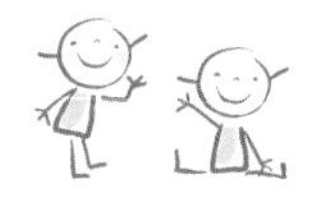

父母可以平靜的口氣自我暗示，「大概老闆今天被他太太罵了吧！所以他心情不好」。

✪父母在孩子出現頂嘴時的第一時間，須先反省自己是否也常惡言相向，或者父母平時溝通的方式就是大聲，像開辯論大會般而不自覺。

✪父母須檢討，為何自己可以大小聲，而情緒障礙兒童卻不可以頂嘴。才不至於使孩子一直覺得父母自己也常歇斯底里的發飆，但卻莫名其妙地糾正子女。

貼心叮嚀

幫助愛頂撞的情緒障礙兒童的有效方法

✪並非一味禁止或警告他，而是多說一些「讚美、肯定的話」，讓孩子習慣讚美的氣氛，以減少對立的情境。

✪唯有家中和樂的氣氛，加上家長自己以謙卑的態度，努力嘗試了解彼此的差異，才能杜絕情緒障礙兒童在家中出現頂撞的惡劣習慣。

孩子為什麼不愛讀書？

大鵬的父母氣沖沖的來到診間，抱怨大鵬自幼就喜歡吸手指、拔眉毛，上課東摸西摸，就是不認真上課。大鵬在課堂上坐不住，回家寫功課時，一個功課可以東摸西摸拖了好幾個小時，卻還沒寫出幾個字；學習複雜一點的語文、數學等課程，更顯得分外困難，不是漫不經心就是找藉口逃避學習。大鵬的父母實在想不透，大鵬為什麼不愛讀書？

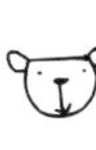

大多數的學生，尤其是有情緒障礙的孩子，都不喜歡「讀書」這件事，覺得讀書是非常無趣的事，甚至許多情緒障礙孩子上課時，趴著睡覺、看漫畫、畫畫、玩筆、玩手、說話等。明知上課聊天對老師是不禮貌的，或令同學對他們起反感，情緒障礙孩子卻難以自拔，只因他們對求學已缺乏動機。

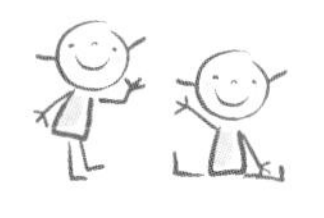

以下就孩子不愛讀書的過程與原因一一作介紹，父母可檢討，是哪一些環節可能出了問題，使孩子出現不愛讀書的症狀。最常見的理由，是注意力不足症候群與情緒問題，如果父母熟練情緒管理的步驟，或許不愛讀書的問題，便可迎刃而解。

不愛讀書的發展過程

開始階段

- 上課發呆或坐不住。
- 考試成績隨情緒起伏，而時好時壞。

中間階段

- 逃避學習。
- 東摸西摸、拖拖拉拉。毛病一大堆，找藉口，能拖就拖。
- 一下子頭痛，一下子肚子痛。

最後階段

- 上課睡覺、搗蛋。
- 常表現出無所謂的態度。
- 上課好像目中無人。

此時，情緒障礙兒的父母開始著急，成天困在要如何去救這個不愛讀書的孩子的煩惱中。許多父母為孩子報名加強補習班或腦力開發的訓練，無助的父母無形中嘮叨、叮嚀、責罵，甚至用威脅的方式，結果卻適得其反，這群不愛讀書的孩子，在被壓迫後，可能出現下列行為：

- 開始反彈，出現叛逆行為。
- 轉移讀書的精力，更改戰場，轉向混日子，甚至混幫派。
- 平時的脾氣變得極不穩定，動輒生氣、情緒不易控制。生氣時，表現摔東西或自傷的行為，最嚴重者出現傷人傾向。
- 內向型不愛讀書的學生，尤其是許多女生，表現型態多屬自卑、自暴自棄，

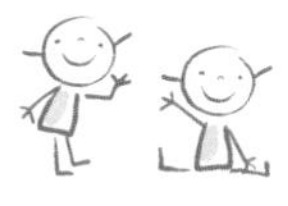

對外界缺乏安全感，甚至出現自我厭惡的憂鬱情緒，最終出現自殺的悲劇。

不愛讀書的原因

以下就為什麼情緒障礙的孩子不愛讀書的原因一一作介紹，並針對原因，提供若干解決方式，使情緒障礙的孩子及其父母了解，自己是停留在不愛讀書的哪一個階段，以及是哪個環節出現問題，並盡快做正確的介入。

「智能不足」是不愛讀書的原因之一

每個孩子的智商分數都不一樣，一般人的IQ分數平均是一百分（範圍九十至一一〇）。智能不足會影響孩子的學習效果，由於學習狀況不佳，進而對讀書一事不感興趣。以下的孩子可能會產生智能不足的問題：

- 自幼起，有語言發展遲緩問題。
- 大小肌肉發育問題。
- 上幼稚園或初入小學階段，學習狀況不佳。譬如，一年級就開始考六十分。

若孩子出現上述問題，建議父母帶孩子至各大醫院的兒童心智門診，要求作智能測驗❶(IQ test)。

一般十歲兒童之智商為一百分，如果有情緒障礙症狀的十歲學生，所得的智商分數為六十五分，表示此學生之身體發育雖已達到十歲，但頭腦的舉一反三與適應能力，停留在六歲半左右；等他長到二十歲時，他的頭腦反應可能會在十三歲左右，還是有成長，但相對的比一般的正常二十歲青年，IQ六十五的青年顯得發育緩慢。

這類情緒障礙的智障學生，時常被誤以為他的腦力與生理發育一致，而以十歲的教材教他，事實上，其腦力停留在六歲半左右。此類學生的學習反應會出現異常緩慢，漸漸因吸收不良而遠離或排斥學習，相對地，情緒反應也日益明顯，出現脾氣古怪或不可理喻的情緒障礙。

❶ 如果IQ分數在七十分以下，即被認定為智障。自七十分減掉十五分（範圍五十五至七十），被認定是輕度智障。自五十五分再減十五分，則為中度智障。

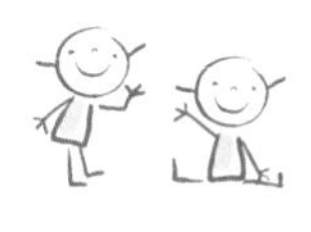

「注意力不足」是不愛讀書的原因之一

許多注意力不足症候群的學生，多屬聰明兒，反應相當好，但只因大腦前庭皮質細胞活性不足，故須常處於下列狀況：

✪有聽沒到、有進沒入。

✪選擇性的聽，隨情緒來選擇是否要接受訊息。

故這群孩子經常看起來不合作、發呆、不聽話、耳邊風。他們很容易被誤會，以為是故意不合作、不聽話，態度消極、被動。其實他們是冤枉的，不是「不願」，實在是因為「不能」，但由於外表看似一切正常，故一般父母都會說他們愛重複說謊、好吃懶做、故意挑剔大人。

注意力不足是先天性的缺陷，父母須注意下列事項：

✪請父母放棄固執的偏見，改以現代先進的醫學觀點，了解這種情緒障礙，是因為先天性的注意力不足，而影響了與人、事、物的互動。

✪接納、親近與具體的幫忙他們，使他們感受到被接納，以及問題被解決掉的快感。

✪現代的醫學觀點認為，他們的腦細胞功能仍正在發育，故在發育過渡期中，應多給予補充類似維他命的神經傳導物質。

「情緒與壓力問題」是不愛讀書的原因之一

若孩子得了憂鬱症或家中有重大變故或壓力，譬如，父母鬧離婚，且父母在互鬥的過程中，不惜犧牲孩子，屢次要求孩子上法庭作證，孩子為了討好某一方父母，而出現壓力或情緒時，孩子會拒絕專心讀書。

或者有些孩子在學校被行為偏差的同學威脅去做壞事，如偷錢，並威脅孩子不可告知他人。孩子生活在壓力之下，情緒因而出現狀況，導致無法專心讀書。

「讀書動機差」是不愛讀書的原因之一

許多情緒障礙孩子不讀書的原因，不是因為頭腦笨，也不是因為注意力不足，可能的原因是從小開始讀書的動機薄弱，譬如：

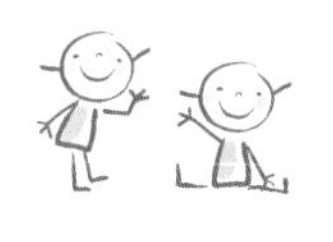

✪有些情緒障礙小孩的家庭，父母因為在外忙著賺錢，而只在物質生活上滿足孩子，而未曾注意到孩子缺乏讀書的動機。

✪孩子因為缺乏父母親情滋潤，在外結交了壞朋友，行為出現偏差，早已無心讀書。

✪有些父母在社會上，因為生活艱難或工作忙碌，甚至要求小孩幫忙做生意，故小孩成天幫忙父母做生意賺錢，沒時間讀書，久而久之，也習慣工作優先，讀書最後。結果，成績一直不佳，因而更加缺乏動機去讀書。

✪可能有些缺乏動機的小孩子，是先因為注意力不足，之後，產生一個結果是不愛讀書。無論誰先誰後，結果是，他們沒有動機去從書中找到黃金屋。

在沒有讀書動機的情況下，一味的只給孩子吃藥，對孩子並無幫助。父母須先改善親子關係，探討缺乏讀書動機的成長過程與原因，一一擊破，並確實作處理，才能見效。

譬如，孩子最近不愛讀書是因為交到壞朋友，每天在外鬼混到十二點才返家，父母就必須與孩子好好談一談，並提供孩子正確的交友觀念。如果孩子是因寂寞而胡亂交友，父母要給予陪伴和教導免除寂寞的方法。當親子關係略見改善後，再開始處理讀書動機的問題。

「讀書方法有問題」是不愛讀書的原因之一

許多情緒障礙小孩很認真讀書，但一直考不好，即所謂的事倍功半，也看過醫生，已排除智障、注意力不足或動機問題。此時，須考慮的是，讀書方法是否出了問題。

許多情緒障礙孩子寫功課時毛病多，一下子上廁所，一下子開冰箱，常常一邊寫字，一邊咬鉛筆或咬指甲，此種學生花很多時間坐在書桌前，但功課始終無法完成。父母須先糾正孩子東摸西摸的壞毛病，譬如：

- 跟孩子約定，一口氣先寫二十個字後，才能站起來走動五分鐘。
- 培養持續一次做一件事的好習慣。

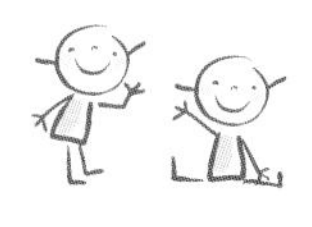

媽媽我不想上學

當大鵬拒學時，大鵬的父母才真正體會到大鵬情緒問題的嚴重性。大鵬的母親之前曾請教了算命先生，以為是被鬼附身，卻完全無法想像，大鵬平時讀書時，早已出現明顯的學習壓力，甚至壓力已經大到出現失眠、頭痛、肚子痛等症狀。大鵬數次向母親抱怨過，但母親只以「別人都可以，為什麼你不可以」的心態草草帶過，最後，大鵬只能以拒學的方式，表現出心中的壓力。

許多孩子都不喜歡上學，情緒障礙的孩子尤其常出現拒學的症狀，事實上，情緒障礙的孩子並非不願意上學，以下對拒學的原因、現象與處理方式作簡介，使父母對拒學的孩子有更多的了解，並給予孩子適當的幫助。

拒學的原因

- 學習困難。
- 注意力不足。
- 人際關係不好。
- 精神心理症狀，如憂鬱症、焦慮症或精神病。

拒學的現象

拒學的初期現象

- 不想去學校。
- 身體化症狀多，如頭痛、肚子痛、胸悶，藉口多。
- 白天沉溺在網路或電動遊戲的世界中。

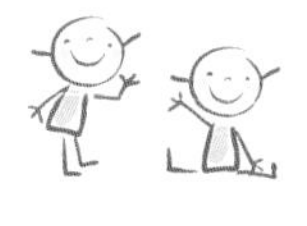

拒學的中期現象

- 早上起來，看似懶散、無精打采。
- 到了中午，父母去上班之後，開始吃零食、看電視或白天睡覺。
- 到了晚上，躲在房間內。
- 到了半夜，起來打電動或不睡覺。

拒學的後期現象

- 每天晨昏顛倒，白天睡覺，晚上起來打電動。

拒學的行為處理的方式

- 父母可用講故事的方式，強調上學時，會碰到有趣的人、事、物，鼓勵他再去試一次，並考慮行為增強物。若孩子有達到期望的行為，就給予有形（如獎賞）或無形（如讚美）的動機增強物，而非光講人生大道理。
- 必要時，對某些幼稚園小朋友，父母可以考慮陪讀一段時間，等孩子的上學焦慮感漸漸降低時，再以行為制約的方式，漸漸縮減陪讀的時間。

✪ 簡化煩惱的催促上課的步驟。避免早上一起床，便與孩子為上學作拉鋸戰，前一天由醫師、治療師與父母一起先做好行為約定。

✪ 有必要時，若孩子的拒學現象已持續一段時間，而開始出現晝夜顛倒的情形時，父母須考慮就醫，請專家幫忙調整失眠的問題，甚至使用安眠藥。如果專家評估學童已出現憂鬱或焦慮現象時，那麼一定要考慮用藥至少六至九個月。

給父母的建議

情緒障礙的孩子，並非不願意學習，但老師上課講的東西偏偏就是無法輸入大腦裡。父母若不明就裡，以為孩子是不用功，一味送孩子去補習班，孩子的壓力只會更大，脾氣將更暴躁不安。

因此，父母應多關心孩子的情緒反應，了解他們的壓力來源，越早發現

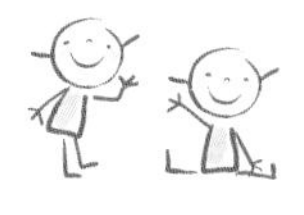

問題，越能及時提供孩子協助。以免只把這些孩子當成不用功，而錯過了治療的黃金時段，等到注意力的問題解決時，學習的鴻溝卻已經形成。

貼心叮嚀

臨床上常見到許多拒學症的個案，父母須先了解孩子為何拒學？以下提供幾個可供父母採行的做法：

- 可以考慮看兒童心智科門診，由醫師來判斷拒學的原因。
- 主動與老師聯繫，一起來研擬對付拒學的策略。
- 試著體會孩子的困難，幫助孩子適應。譬如，接納孩子的注意力缺陷或兒童憂鬱、焦慮症。
- 直接解決他所遭遇的日常問題。譬如，被欺負、上課都聽不懂。
- 原則上，盡量讓孩子盡快重返校園。
- 必要時，考慮住院治療。

了解宗中的問題青少年

大鵬為十七歲的五專生，來到診間時，帶著一臉不耐和不屑的表情。大鵬在學校被記大過，老師要求父母帶大鵬給醫師評估診斷，但大鵬的母親全然不了解，大鵬在學校到底哪裡做錯了。

大鵬被記過是因為在朋友的慫恿下，販賣非法光碟，而且在學校偷抽菸被抓到。母親只是認為，大鵬自幼生性好動，功課不好。但自從大鵬上了五專後，已經很少好動或出現搗亂的行為了，母親認為，大鵬會被記過，可能是因為交友不慎而引起的，應該不必小題大作。在會談過程中，大鵬也不時透露，認為自己並沒有錯。

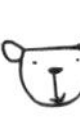

以下就情緒障礙青少年的危險因子作詳細介紹，建議大鵬的母親，須想

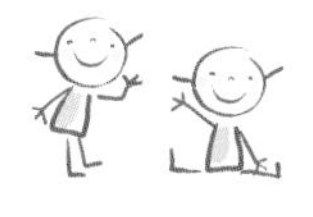

想大鵬的成長過程是否有某些危險因子，應及時趁大鵬尚未完全長大成人之前，運用對策，改變親子互動關係。

兩種青少年

青少年有兩種，一種是成熟獨立的，一種是不成熟又依賴性重的。成熟獨立青少年的特徵是了解自我，不輕易犯錯，懂得尋求資源，了解處理問題的策略。相反的，不成熟或依賴性重的青少年只懂得抱怨，表現情緒化，動輒生氣，問題已產生仍不自知，還繼續責怪別人，使周遭的人覺得，他有一張抱怨的嘴與一顆容易生氣的心。以下就不成熟或依賴性重的青少年之形成過程一一作介紹：

青少年從小就是難帶的孩子

這類青少年中，當他們還小的時候，十個中有三個是難帶的孩子 (difficult

child)❷，他們的特徵是自幼愛哭、愛鬧、適應力差、性情敏感、反應強度高，過動甚至衝動。當此種難帶兒進入幼稚園後，易出現適應困難，甚至拒學或早上裝病不想上學。

若此種難帶兒，不幸剛好碰到不懂兒童氣質或情緒的父母，此種父母過度保護，或未曾嘗試處理幼兒的情緒困擾，則孩子容易出現依附關係問題或安全感問題。

有些父母只想到別人可以，為什麼你不可以，而硬逼難帶兒上幼稚園，難帶兒因個性強烈，有時立即爆發衝突，或者有些孩子雖表面上倔強，但不滿情緒會轉以身體化症狀表現出來，即以不吃飯來表現不滿，或以肚子痛、頭痛來拒絕上學。

---

❷ 一般難帶的孩子對外界的新刺激，多以畏縮的方式回應，適應力差且有強烈的反彈行為；相反的，容易帶的孩子則對新刺激的反應較正向，能較快適應且少有強烈的反彈表現。

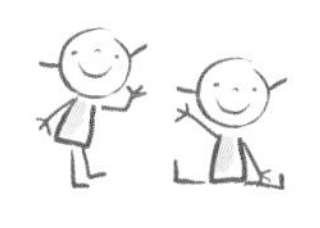

如果父母繼續冷漠，不顧孩子的求救信號，仍勉強孩子或強以權威的教育方法，來改變難帶兒的氣質時，難帶兒在成長的過程中，會出現兒童憂鬱症或焦慮症，無形中許多問題行為會伴隨出現，譬如，說謊、偷竊。不難想像，到了青少年階段，難帶兒將出現更明顯的鬧情緒、叛逆、偏差行為。

給父母的建議

- 早年難帶兒與其父母的互動是關鍵因素，父母須承認，每個孩子有其個別差異，須尊重或接納此種差異，父母須以開放的胸襟，去體會難帶兒適應上的困難，而非一味的要求難帶兒「改變」。
- 觀念上，「改變」並非指一味的要求孩子適應大環境，而是由父母來調整大環境的困難度，漸漸幫助孩子適應困難。如果操之過急，會犧牲掉親子的互動關係。
- 父母須先了解難帶兒的特質，事先預測難帶兒的反應，而安排好防範措施，以避免衝突的發生，才不至於每天責怪孩子不聽話，一直為他收拾殘局，彌補衝突。

✪如果實在無法理解難帶兒的種種怪癖或惡習，可以找心理醫師討論，並研擬對應策略。

具體的對策

✪難帶兒初入幼稚園時，可能不習慣學校的伙食，父母可與老師商量自己帶便當，等適應一段時間後，再減少自己帶便當的次數。

✪難帶兒的父母，須用心提供安全的居住或遊戲環境，而非一看到小孩好動就嚴加禁止。

✪難帶兒的父母應平時先訂好遊戲規則或家法。譬如，玩遊戲時，先玩十分鐘，就要來找媽媽，而不可以玩一玩無聊了，就想去搶別人的玩具。

✪難帶兒的父母要注意說話或發布指令的技巧，平時訓練自己，習慣以溫柔堅定的語氣發布有效的指令，而非等看到小孩出現情緒而大聲說話時，才來制止孩子，要孩子小聲說話，或責怪孩子說話的態度不佳。

成長過程中有問題的青少年

有些情緒障礙青少年，不是因為早年親子互動有問題，而是成長過程中出現問題。許多自我懷疑或自卑感重的青少年，是由於在成長過程中，自我概念 (self-concept) 的形成出現缺陷。

譬如，自我形象 (self-image) 低落的青少年，是因為在成長過程中，缺乏親人或朋友友善的肯定，常被取笑或誤會，於是自我概念漸趨負面，心中充滿了消極或悲觀的想法，因此出現消極的處理壓力模式 (nonproductive coping)。他們平時外表看似無事，等問題出現了，就開始焦慮、自我孤立、無助，沉溺在問題中，只會自怨自艾，動輒責怪別人，不負責任地把問題歸因到外在的人、事、物，不願去解決問題，因此讓問題擴大。

總之，小時候的成長背景，對孩子的影響很大。譬如，家庭是否是少數民族或弱勢族群，影響了父母的養育觀念，而小時候的親子互動，更會影響一個孩子的安全感或自我力量 (self-strength) 的發展。

成長過程中的種種缺陷，包括：外在的父母過度苛責、缺乏滋潤與支持性的成長背景、無效率的教師或教育體制、過度戲弄孩子的同儕、內在的難帶氣質、求學階段的注意力不足症候群、因注意力不足而延伸的情緒問題或偏差行為，這些因素足以影響一個青少年的自我概念或自我核心思想，最終會影響一個青少年的判斷模式。

幫助孩子建立正向自我概念

✪這些自我概念較脆弱的青少年，其周遭缺乏改變或解救負面自我形象的親人或朋友幫助青少年了解，在這世界上，比外表更重要的是內在的感覺：縱然別人嘲笑我臉大或長得醜陋，但我很善良，我懂得幫助別人，我可以善用各種方法打扮自己，讓自己看起來更美麗。這種有彈性的另類思考模式，可幫助受嘲笑的青少年，不至於一直沉溺在自怨自艾的固執想法中。

✪幫助孩子建立自我反省、自我改進的習慣。譬如，許多青少年固執地再三

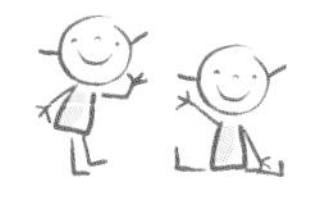

強調自己是麻煩鬼，自己只會帶給大家不幸，在旁的親人或朋友要建議他，不須想太多，也許曾經我是麻煩鬼，但我已做過自我反省、自我改進，我不須再三自我提醒，而搞壞每天的生活情緒。

✪訓練青少年有目標取向(goal-directed)的處理事務能力，毋須節外生枝。以目標取向，看清問題在哪裡？問題的原因在哪裡？改善或代替問題的策略在哪裡？如何讓策略有效或持續？以此種解決問題的訓練，使青少年更富組織力與效能，而避免成天抱怨或做白日夢，一味擴大過錯，於事無補。

孩子，你憂鬱嗎？

大鵬是患有憂鬱症的青少年，但大鵬的父母並不知道，只覺得大鵬應該是因為處於叛逆期的關係，所以比較不聽話、難管教，等過了叛逆期應該就會懂事了。但父母始終不明白，為何大鵬經常把別人的好意都曲解了，鑽牛角尖到不可思議的地步。

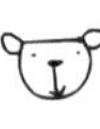

以下就憂鬱青少年的特質與情緒狀態一一作介紹，若家中的青少年經常出現以下的特質和情緒狀態，很可能就是憂鬱症的徵兆，父母應及早發現，讓孩子接受適當的治療，幫助孩子走出憂鬱的陰霾。

憂鬱青少年的特質

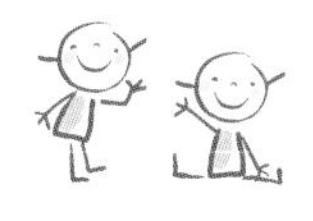

- 習得無助感❸
  - 對自己的無助感
  - 對外界的無助感
- 錯誤歸因
  - 因過去不好的表現而自責
  - 對好的事，會覺得與自己無關
  - 負向的自我價值
  - 錯誤的認知
  - 錯誤的資訊處理
- 自我控制差
  - 不懂得自我拿捏
  - 常常評估錯誤
  - 需要動機增強物來加強自我控制，處於一直要人叮嚀的狀態

❸ 習得無助感(learned helpness)，指由於先前所做的反應無法控制厭惡的刺激環境，個體乃學會了面對厭惡刺激時表現消極的反應心態。

憂鬱青少年的情緒狀態

情感上

- 悲傷的。
- 憤怒的。
- 對自我的敵意 (self-directed hostility)。
- 羞辱感。

表現上

- 東摸西摸、拖拖拉拉。

表情上

- 平淡表情、語氣平淡。

情緒控制

- 不良適應的情緒發洩。

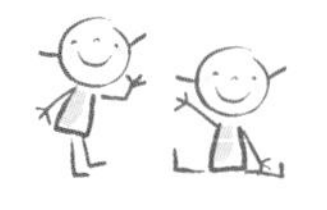

- 情緒表達不佳，常出現內向個性，或具外向衝動性，有過度暴力、亂發脾氣的傾向。

態度上

- 缺乏向心力。
- 缺乏溫情。
- 缺乏彈性的態度。
- 缺乏支援系統。
- 偏向失控型。
- 偏向累積衝突(conflict-laden)。
- 缺乏有技巧的溝通模式。

貼心叮嚀

憂鬱的青少年往往抱持一種固執的思考模式，父母須了解，這種錯誤的思考模式，有一部分可以靠藥物來治療，但有一部分是自幼大環境加諸於他們的，這部分光靠藥物是無法根治的。父母須從最基本的提升自信心開始（詳見第189頁），幫助孩子建立與鞏固自信心。

孩子總是「宅」在電腦前

小英是十七歲的女高中生，平時回到家中，就立刻坐在電腦前，上網找人聊天，其著迷狀態正如一隻小狗，正高高興興的啃牠的骨頭，如果硬要搶走牠口中的骨頭，小狗必會全力反擊。久而久之，小英的父母越來越不了解小英，以為她每天回來忙功課，不敢打擾孩子，直到有一天夜裡，小英的情緒發作，大哭大鬧，揚言不肯上學，只想留在家中打電腦，父母才恍然發現，小英出現問題了。

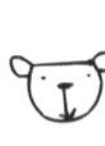

網路成癮已成為近年來兒童與青少年常見的心理行為障礙，根據兒福聯盟的調查顯示，兒童與青少年上網頻率與時間均高，三成一的孩子每天上網，其中有三分之一每天上網超過三小時，甚至有百分之六・二的學生每天上網

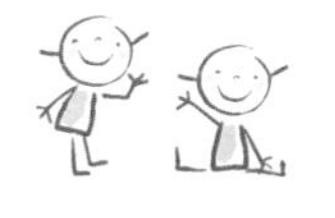

時間超過八小時。一篇針對一七〇八名高中生的研究也發現，百分之十三．八的學生有成癮現象，且男生比女生多。

孩子出現網路成癮症狀後，往往躲在家裡，以玩電腦消磨時間。甚至出現欲罷不能，失控的狀況，如果不上網打電腦，就會不舒服，而導致每天花費「太多」時間在電腦桌前。以下就網路成癮行為的特質，以及具體改善的建議作介紹。

網路成癮的警訊

現代人生活緊張，生活空間狹窄，孩子們無法像過去一樣，能時時在大自然中奔跑，或騎腳踏車發洩體力，代之而起的是網路世界的聲光效果。網路成癮現象在青少年（十二至十八歲）族群中最常見，若青少年有以下問題，可能已出現網路成癮的症狀：

網路成癮的初期警訊

- 越來越減少與他人的互動。
- 常喜歡獨自坐在電腦桌前消磨時間，當父母制止時，顯得不耐煩。

網路成癮嚴重者

- 出現飲食與睡眠型態的改變。譬如，許多上網咖的青少年睡在網咖內，天天吃泡麵。
- 情緒上易煩躁。
- 對人顯得不耐煩或沒興趣。
- 甚至會出現拒學的現象。

網路成癮的青少年的特性

網路成癮是一個結果，因自幼的特殊氣質，加上父母的不了解，致使青少年選擇逃避至網路成癮之途徑。他們的內在特質，驅使他們藉由在網路成

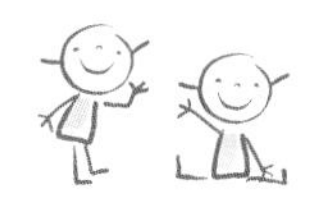

癮中，來逃避現實生活中的問題，結果使他們變得更加孤立，網路成癮也更加劇。又由於現代網路的方便普遍性，使青少年能輕易躲進網路世界中。網路成癮的青少年的特性包括：

- 孤獨感。
- 缺乏時間概念。
- 計畫力不足。
- 通常其父母的管教方式，多屬過度嚴格的權威式管教，或親職效能不佳的父母。
- 社會畏懼症。
- 憂鬱症。
- 注意力不足症候群。
- 傾向表現敵意 (hostility)。

解決方式

天下沒有不愛子女的父母，在科技網路時代中，這一群網路成癮的青少年，需要父母及早發現他們形成網路成癮背後的低自尊問題。

- 早期發現，早期面對與處理它。青少年因網路成癮的低自尊而自我封閉，最後可能以憂鬱症或自殺來收場。
- 父母須面對孩子的人格，或其他精神診斷問題。
- 如果發現與注意力不足、焦慮或憂鬱有相關，就必須就醫，採取藥物治療合併行為制約，才能漸漸改善網路成癮的問題。

網路成癮與情緒問題

大鵬自從升上國二，學校的功課日漸繁重後，就逃避到網路世界中，加上大鵬自幼衝動，自制力不佳，一迷上網路遊戲或交友後，就無法自拔。大鵬的父母不問大鵬成長過程中的不聽話、叛逆或衝動的原因為何，只想拔掉電腦插頭。當父母拔掉電腦插頭後，大鵬的情緒反彈極大，甚至離家出走。

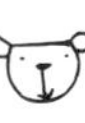

許多父母，對孩子的問題行為之歸因過度簡化，只要孩子出現不讀書的問題，就歸因於迷戀電腦而成績不好，而不曾考慮其他原因也會造成成績表現不佳。父母往往對原因歸究過度簡單，認為只要拔掉電腦插頭，或是家裡不放電腦，孩子的成績就會有所改善。

事實上，「拔插頭」的行為，只會讓父母更加強化他們的權威，當親子互動中，缺乏有彈性的開明式管教，而過度偏向教條式的權威強迫時，對愛玩電腦的小孩，將更明顯助長其叛逆與對立行為。孩子會先壓抑自己的憤怒，抱怨父母都不了解他，甚至直接反向操作，更加不讀書，更加頂撞父母。

給父母的建議

在此誠懇的建議父母，應從「情緒」與「注意力」的角度，去了解愛玩電腦的小孩。因為研究顯示，愛玩電腦的小孩中：易隱藏情緒障礙問題，有一半以上，合併有注意力不足的缺陷。

因此，大鵬的父母須先省思或藉著網路成癮的危機，重新評估孩子是否有情緒障礙、憂鬱症、注意力不足症候群的危險因子，早日加以治療與矯正。

問題行為檢測

父母須想一想，孩子從小到大，是否出現以下問題：

- 事倍功半、東摸西摸。

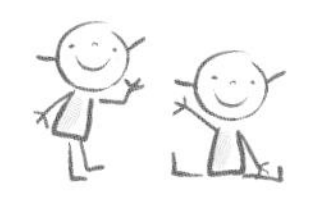

- 做事讓人不放心，總是需要別人叮嚀，提醒或用打的才有效。
- 成績時好時壞，看孩子的心情來決定成績好壞。
- 複習功課經常是考前一星期的事。
- 功課永遠是被動學習。
- 不到最後一分鐘，絕不會提早繳交作業或複習。
- 父母花了很長的時間，去找家教來幫忙學習。
- 費盡口舌，一再提醒孩子讀書的重要性，但孩子都聽不進去。

注意力與情緒障礙

愛玩電腦的小孩在成長過程中，除了有以上的問題之外，甚至出現以下的情緒障礙症狀時，父母須幫孩子解決注意力與情緒障礙的問題：

- 習慣性的頂嘴。
- 埋怨別人。
- 強辯、找藉口。

- 想盡辦法自我維護，但結果卻是一再逃避責任。
- 反覆出現不良嗜好與偏差行為或習慣。

處理方針

- 先請專家做診斷，也許是憂鬱症、焦慮症，或注意力不足合併情緒障礙。
- 藥物治療合併親子互動關係的改善。
- 用行為制約的方法，改善注意力不足與偏差習慣。
- 當孩子體驗到注意力有改善時，讀書效果將事半功倍，成就感油然而生。
- 對孩子的不良嗜好或習慣，父母改以代替行為取代之。譬如，先漸漸減少打電動時間，或改以其他孩子喜歡的活動。
- 有策略的處理過程中，孩子自然會感激父母，且會以溫和的態度對待父母。

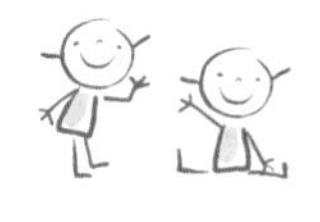

小心！青少年網路成癮與自殺

媒體曾報導，有一位青少年，因為父母禁止他玩電腦而燒炭自殺，此新聞震驚社會，讓每天與叛逆青少年對立的父母，更加徬徨，不知應如何處理青少年的叛逆問題。

一般父母會直接推論自殺與網路成癮有關，事實上，青少年的自殺與網路成癮的關聯，是微乎其微；反而，青少年的敵意個性、憂鬱性格與症狀是有文獻可尋，表示憂鬱與敵意個性與網路成癮有關。

網路成癮的原因

孩子出現網路成癮的症狀後，如果父母要幫助他，必須從頭來認識網路成癮的可能原因。以下就網路成癮行為可能的原因作介紹：

✪許多父母忙著工作，青少年在成長過程中，由於對自我、家庭、社會認同的發展不佳，使青少年感受到莫名的孤獨感，因而選擇躲避在茫茫的網路世界裡。

- 青少年清楚的感受到網路的吸引力，因為網路不像父母、老師，會給他們壓力；網路不像班上的討厭鬼，會找自己麻煩；網路不會帶來挫折感，因為網路不會嫌棄這群人際交際不佳的青少年。
- 因為對人際互動有壓力，對複雜的學習充滿了挫折感，對反覆的無奈感產生厭惡，這群青少年自然偏向選擇網路。故電腦是他們逃避現實的一個藉口，是一個結果，然而，這將使青少年的人際關係網絡更為貧乏。

拿掉網路成癮的薄紗

當生活的重心一面倒向網路時，父母全然察覺不到，青少年已在心理發展上出現明顯的落差，在對人的感覺上，出現麻痺、無助感。

一旦青少年突然自殺時，社會才猛然擔心，是否是網路成癮害死青少年，

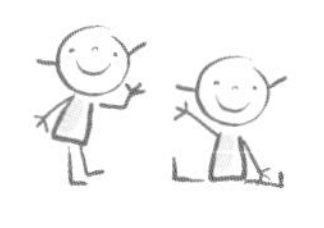

故藉由青少年的自殺事件，我們應該掀開網路成癮的薄紗，深刻地去面對：

- 青少年的自我概念，自我貶抑的形成過程中有哪些危險因子。
- 了解青少年的無助與低挫折忍受狀態。
- 幫助青少年解決社交技巧缺乏的問題。
- 針對組織能力弱、顧前不顧後、只想逃避的青少年，父母應訓練他們的組織力。
- 呼籲社會大眾與專家們協力合作，了解這群孩子的成長危機，並提供解決危機的策略。
- 父母應多加了解孩子，取代只要孩子有寫功課就好的想法，如此，才能防範另一個青少年走向自殺之路。

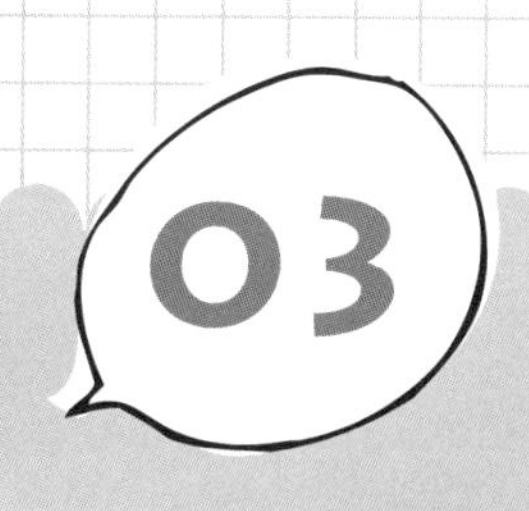

情緒障礙兒童的自我效率訓練

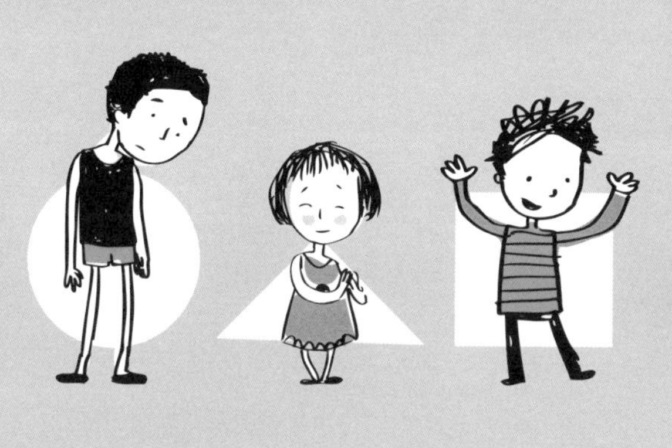

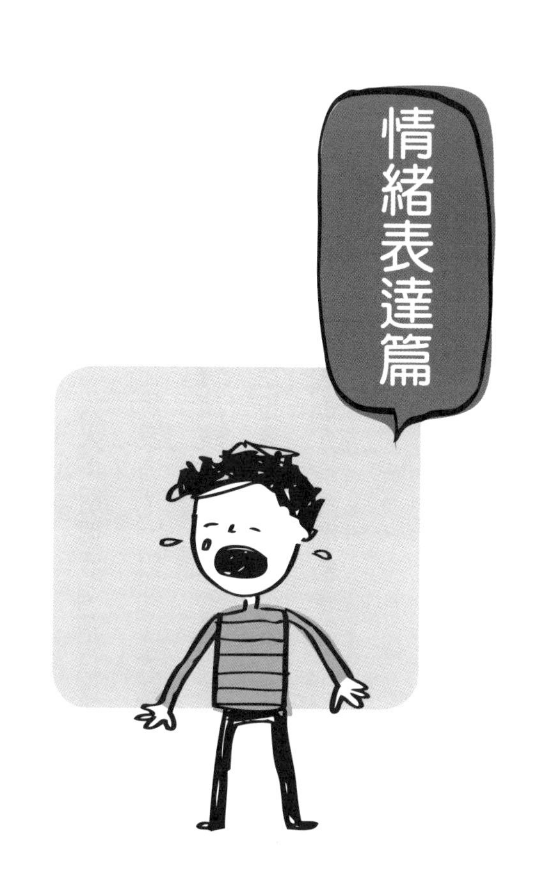
情緒表達篇

情緒表達這樣做就對了

大鵬是十四歲具有情緒障礙的青少年，他有語言表達不佳的缺陷，故常以「不知道」、「差不多」隨便回答大人；明明看到他做過一件事，隔五分鐘後問他，他卻答以「不知道，你在說我嗎？」因此，大鵬的父母會生氣地以為他在說謊，事實上，他是欠缺情緒表達的訓練。父母不應一味的指責具情緒障礙的大鵬，大鵬父母的不定期指責、教訓或恐嚇，使大鵬感到遭人誤會的感覺，久而久之，大鵬會動輒以暴力傾向來表達需求。

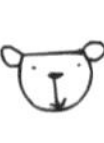

暴躁的情緒表達

心理分析理論中，常常提及在幼兒成長階段時期的情緒障礙孩子，因為

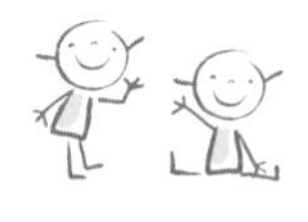

父母的無效或不一致(inconsistency)的管教，使孩子的需求被忽略或被拒絕。情緒障礙的幼兒，在小小的心靈中經驗失落與挫敗感，致使他們在情緒一致性的發展上，先經歷一種失落感，再經歷自我懷疑感：「對！是我本來就差，所以父母不理我。」後來又演變成「不對，是父母不好，我才不好」的心理衝突過程。

到最後，情緒障礙的問題漸漸出現，為了表現自我，幼兒出現對立、不合作、不聽話的行為，有些孩子則是用忍耐、壓抑來隱藏不滿，久而久之，當壓抑不住時，漸漸出現恐慌焦慮或身體化症狀。

認知心理學以注意力不足來解釋孩子的不聽話現象，雖然如此，但我們也無法否認，許多情緒障礙的兒童周邊，有對無效率的父母。故分析兒童的情緒問題或問題行為的形成過程時，必須先考慮父母在情緒障礙兒還年幼時，如何滿足孩子的情緒需求；針對無法滿足的需求，父母如何加強情緒表達的能力，來使情緒障礙兒的情緒一致性增加，才能避免情緒障礙兒動輒以暴躁的情緒，表達心中的不滿。以下就情緒表達訓練作簡介：

情緒表達訓練兩步驟

情緒表達訓練的第一步

讓情緒障礙兒了解，哪些人、事、物，會讓他們產生不悅或有壓力的負面感覺。

情緒表達訓練的第二步

當這些不悅或令他產生壓力感的人、事、物來臨時，教導情緒障礙兒如何應對。以下就舉例說明，如何教導孩子對被拒絕的感覺作應對：

- 教他們先不要急著對罵回去。
- 不要對別人不理不睬。
- 向他人表示，因為壓抑久了，情緒難免會一起爆發出來。
- 想想事情的前因後果，剛才我被拒絕，是否是因我的要求不合理。

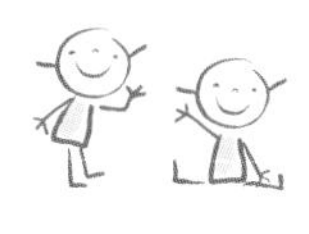

- 如果經驗告訴自己，又是他人無理的命令與威脅時，先嘗試告訴他們，自己有情緒障礙的困難，以及自己與別人不一樣的原因。譬如，當父母又針對拖拖拉拉一事大小聲，令孩子有壓力時，請以溫柔的口氣對父母說：「我今天在學校累了一天，所以我現在有點拖拖拉拉，請爸媽不要生氣，我會起來先洗個澡放鬆一下，再繼續做」。

　　類似這種情緒表達的訓練，情緒障礙兒需要在小時候就開始接受訓練，幫助情緒障礙兒了解，自己會對哪些事、哪些字眼或口氣特別感冒。當自己被誤會時，訓練他們認知到自己的負面情緒，當負面情緒衝上來時：

- 因為對自我有所了解，而自己先用自我暗示轉移負面情緒。
- 以轉換口氣的方式先澄清誤會。
- 盡量先表達自己的困難，勿須硬撐，才不至於一直被別人誤會。

　　平時父母可以幫助情緒障礙的孩子，了解自己的氣質或人格狀態(personality)，同時告訴他們要如何先避免一些不利的情境。如果避免不了時，改以不同的語言表達方式，表達出自己心中的矛盾。

給父母的建議

孩子生活圈中最常見的壓力來源是父母，當父母用命令、威脅的口氣時，孩子會產生慢性的壓力感。如果了解孩子的父母，當然會避免恐嚇、直接命令的口氣，盡量改用溫柔、堅定、尊重的口氣。譬如，情緒障礙兒拖拖拉拉，讓大人一肚子火，父母要先深呼吸，靜下心，然後用尊重、溫柔的聲音，先問孩子是否身體上感到不適，是否需要父母的幫助，情緒障礙兒因為得到父母的關懷，情緒會緩和。

若情緒障礙兒提出的要求，父母不願意滿足他時，父母要學習以柔和的態度，講一個故事，來轉移情緒障礙兒的堅持。但如果父母是每一件事都拒絕時，孩子會感受到父母的「沒誠意」，故父母須作自我調整。

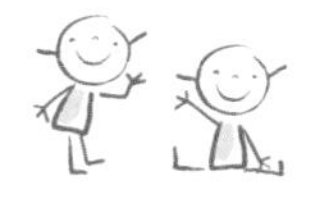

貼心叮嚀

許多親子互動差的家庭，往往是父母一看到孩子情緒有問題時，父母的情緒先按捺不住。情緒障礙兒會因父母的情緒，而點燃一連串的對立反抗的情緒。因此，父母務必要以溫柔、堅定、尊重的口氣，幫助情緒障礙兒表達情緒。

如何用語言來改變情緒？

大鵬是五歲的男孩，自幼可能因注意力不足問題，而合併有語言發展遲緩的問題，又因自幼由祖父母帶大，不懂得用策略或方法引導他，只知道大聲罵他、吼他或打他，使大鵬的語言表達發展，更是雪上加霜，只會以哭鬧表達需要，生氣時，表達出氣的方式就是憤怒、罵人或抓人；平時，問他問題時，也常以「不知道」、「隨便」來表達需要。

大鵬的父母須了解，若要幫大鵬作情緒管理，第一步是先訓練大鵬以言語，心平氣和地表達需求，並了解自己的需求，並要常常讓別人了解大鵬的需求，而不是只要求大鵬表面上的自我控制，而大鵬本人卻在無形中，脾氣已變得無法自制。

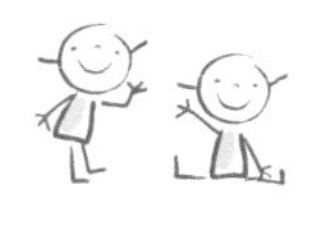

思想、情緒與語言是互為關聯的，要有受歡迎的語言表達，就必須先有開放或快樂的情緒。好的情緒，取決於思想的恰當性。譬如，被扭曲的思考模式，會導致不悅的情緒，長期累積的不悅情緒，會以憤怒的語言表達出來。

故談及受歡迎的語言表達情緒之前，要先大致了解一下，如何改善思考模式，才能操控情緒，即學習用正向的語言表達，來提醒自己改變自己的負面思考或扭曲的情緒，是非常重要的。

臨床上，會看到許多青少年有一些情緒表達的壞毛病，每次別人要求他做一件事，他總是否定或誤解別人的意思，因而使場面尷尬，或誘導別人來罵他們。如果他們懂得以正向的語言表達，來避免拒絕或否定對方，自然不會再引發對他人的負面懷疑。

有人說難聽的流行歌曲，只要聽一百次，一定會覺得好聽；所謂正向的、快樂的、積極建設性的語言，重複一百次也會使他們的情緒好起來。如果情緒障礙兒習得此本領，他們的情緒就不至於惡化或一發不可收拾。

利用語言改變情緒的策略

寫日記或寫短文

常常以寫日記或寫短文的方式，反省自己是否有負向、悲觀、消極、毀滅性的思考。

譬如，小英自幼聽父母唸他：「小英，你是很醜、很胖、功課又差、又可憐的情緒障礙問題小孩」，訓練孩子先寫出來，再作一些前因後果的思考。譬如，「我就算真的很醜，但不至於可憐，有時我也是挺可愛的」。

列舉自己的優點

- 列舉出自己的優點，將自己的負向評論變成正向肯定。譬如，一個人在某一階段，可能是醜小鴨，但他不可憐，因為只要有自信，將來也有可能變成天鵝。
- 反覆思考自己的優點，加強自信。重複的正向自我暗示，使負面的情緒萎

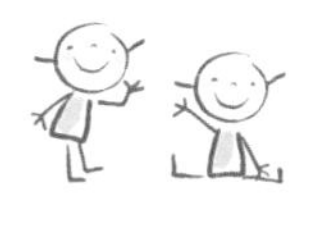

縮或消失，這叫自我肯定，或叫作正向思考(positive think)訓練，要常給情緒障礙兒此類的正向思考訓練，譬如：

——我是最好的。

——我每天都很好。

——我可以做得很好。

——我一定做得到。

訓練情緒障礙兒用語言表達目前的情緒

情緒障礙兒不懂得如何表達情緒時，父母除了讓孩子服藥之外，須訓練孩子正向的語言表達能力，不是光表面上禁止他說難聽的話，最深層的肯定與具體的表達訓練，才是改變孩子的一帖良藥。

我現在的感覺怎樣？

✪可用天氣作譬喻，我好像是：晴天、陰天、下雨天、打雷天。

我感覺不安與焦慮嗎？

- 我為什麼覺得心情不好？
- 哪些人、事、物讓我生氣？
- 哪些人、事、物是過去的？
- 哪些人、事、物是未來的？
- 是事情的結果，讓我不滿嗎？並列舉出來我預期的結果。
- 是事情的過程，讓我不滿嗎？並列舉出來我預期的過程。
- 是過程中的人，讓我不滿嗎？為何讓我不滿？他是否做了人身攻擊？
- 是「人」的話語，讓我不舒服嗎？
- 是「人」的某些動作，讓我不舒服嗎？
- 過去在這種情況下，我的情緒反應為何？我的情緒反應是否太負面？是否我的感覺，是「我就是笨」、「我就是差勁」、「我不管別人怎麼說，我就是二百五」、「我沒辦法想下去」？

✪過去在這種情況下，我的行為反應為何？是否我只想著「我完了」、「我沒救了」、「我該放棄了」、「我該消失了」？

貼心叮嚀

當孩子如果能用正確的語言表達情緒，父母要記得具體給予回饋：

✪「我很高興你說出來！」

✪「我很驕傲看到你說出你的需求。」

✪「我欣賞你。」

✪「你做得很好！」

陪他們走過過渡期

許多父母就怕孩子不成器，成天抱怨「你不讀書會有未來嗎？」「你不認真，社會會放棄你的。」這種讓人氣餒的話，天天在兒童心智醫師的問診中聽到，醫師也會反問：「這位爸爸，你讀書讀好了，又怎樣？你真的在樣樣事情上都認真嗎？」

何不陪情緒障礙兒一起走過他們生命當中，辛苦的情緒障礙過渡期。父母何不想想，目前的教育體制增加了某些孩子的學習壓力，孩子的不專心非他所願。何不讓孩子生活在你的「祝福」下，而非你的「恐嚇」之下呢？

孩子會成功，是取決於孩子本身的能力，以及父母後來的努力，所謂父母後來的努力，就是帶領孩子做自我肯定，讓他以身為臺灣人或身為自己的兒子而驕傲，一味的恐嚇孩子，只會讓他變得自暴自棄。

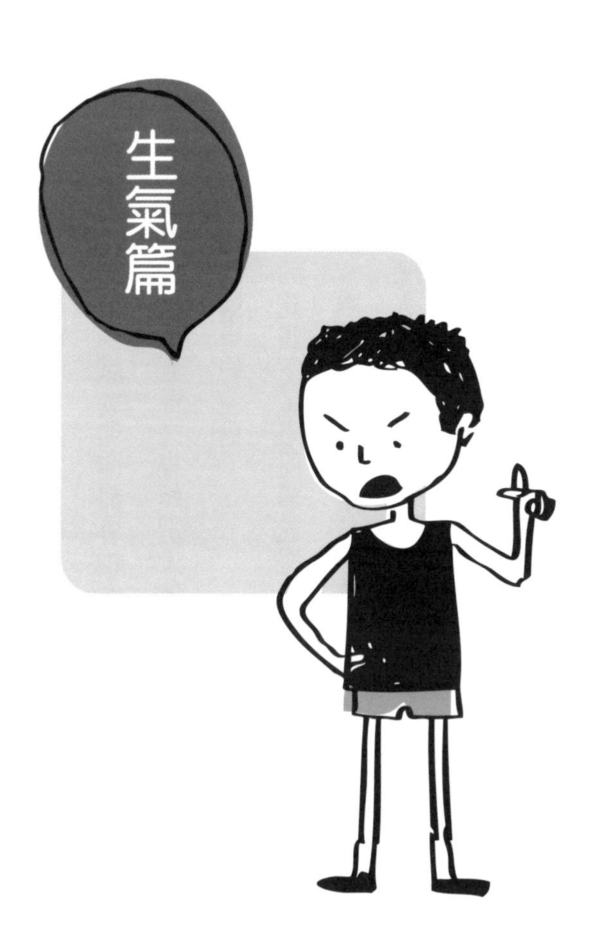
生氣篇

我生氣了嗎？

大鵬是九歲的男孩，動輒發脾氣，老師、同學認為大鵬很白目，經常搞不清楚狀況，愛引人注意，只想表現卻都講錯。大鵬常會惱羞成怒，突然像火山爆發，大鵬在家中，也不懂得先告知別人他的情緒狀態，只要一不如意就直接發脾氣，活像動物園中的猛獸。

大鵬的母親在老師的建議下，來門診就醫，大鵬的母親以為吃藥就可以情緒穩定、不亂發脾氣、乖乖與別人合作，但事實上，吃藥只會改善注意力不足的症狀，對情緒管理是完全沒具體幫助的。針對習慣性亂發脾氣的大鵬而言，父母須幫大鵬了解自己生氣的原因，先避免生氣的原因，再教導大鵬如何發洩情緒，才不至於坐視讓孩子成為將來校園暴力事件的男主角。

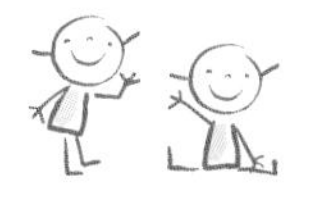

生氣是什麼？

- 一種負面的情緒、不悅的感覺。
- 當面對外界人、事、物的反應，是在自己的預期範圍之外時，孩子的負面情緒表現。

生氣的程度

- 輕微的一點點生氣，是不悅或受挫感。
- 中等程度的生氣，是一些負面情緒。
- 最嚴重的程度，是憤怒。

洞察生氣的情緒

父母平時就應與孩子討論，在哪種情境下孩子會出現生氣情緒，譬如：

- 天氣變化時，會引發生氣的情緒。
- 同學的不按牌理出牌，使孩子生氣。
- 父母的過度不信任，刺激孩子生氣。

過程中，讓孩子了解哪些人、事、物，是可以事先避免的。譬如，每次天氣太冷，孩子易生氣，如果孩子不了解自己，不肯保暖，讓自己身體受涼或過度不舒服後，就會有負面的情緒。此時一定要在下次天冷時，做自我保暖措施，避免因身體不適而亂生氣。

了解生氣的反應

有些外在的壓力或不悅的刺激是無法事先避免的，而生氣情緒已醞釀成形，勢必就要發作時，幫助孩子了解以下三點反應：

生氣時的身體表現

- 呼吸速度加快、心跳加速。

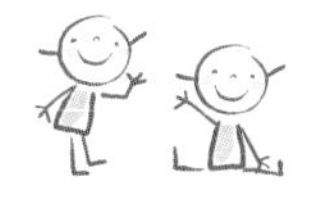

- 緊張出汗、肌肉緊繃。
- 臉紅、身體發熱。

生氣時的負向思想內容

- 我討厭他。
- 我想打人。
- 我不想去做。
- 我很差，我不知道怎麼辦。

生氣時的衝動行為表現

- 摔東西。
- 大叫。
- 威脅。
- 哭泣。
- 奔跑。
- 自我萎縮。

別被生氣打敗——生氣處理

針對生氣時的身體症狀，先放輕鬆

當發現孩子出現生氣時的身體症狀時，可教導孩子如何使身體放輕鬆：

學習深呼吸

教導孩子深深吸一口氣，然後憋住，憋久一點後，再用嘴巴慢慢的呼出來，並同時想一些放輕鬆的圖畫或情境，譬如，湖邊美景、天空的雲彩、絢麗的陽光等。

肌肉放鬆

先用力，使肌肉呈僵硬狀，好像一個機器人，再突然放鬆，反覆做幾次，使肌肉放鬆。

針對生氣時的負向思想內容，作正向自我暗示

- 放輕鬆，沒什麼大不了的！
- 保持冷靜。
- 深呼吸，很快就過去了。
- 我好像越來越緊繃，我該放輕鬆，太過緊繃會降低免疫力。
- 我很快就沒事了。
- 我知道同學不跟我玩，讓我生氣，但還是有其他同學會跟我玩。
- 我只要盡力了就好，不必太在意結果，過程才是最紮實的。
- 雖然我盡了全力，但我還有檢討的空間，還有機會。
- 一次失敗，不代表一輩子失敗。
- 失敗是成功之母，何必一直與自己過意不去呢？
- 只會生氣不是英雄，我要轉移或逃離我的負面情緒。

針對生氣時的衝動行為表現，教導孩子做情緒轉移

- 如果已發現自己做了前面的兩個步驟，而不再記恨對方時，可直接向對方表達剛才的負面情緒，澄清誤會後再離開。
- 如果情緒仍然無法轉移時，先在心裡數一、二、三，去告知對方，自己要暫時退場，做情緒發洩動作，但千萬不可以直接衝動的大發雷霆。

孩子的情緒狀態，如果實在太暴躁，在學理上，孩子需要接受情緒穩定的治療；如果孩子還小，情緒狀態尚未嚴重到自傷或傷人程度時，父母須教導孩子做如何發洩憤怒的訓練。

生氣時的第一個想法

- 先等一下。
- 先捫心自問是否要求救。

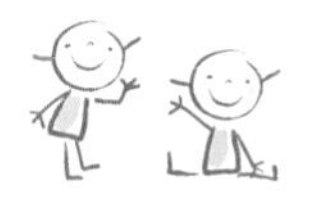

- ✪先停看聽。
- ✪先說理；先告訴別人自己的想法或別人的誤會。

如果實在生氣，作發洩憤怒的處理

- ✪打沙包或枕頭。
- ✪找朋友說出來。
- ✪跑步。
- ✪寫日記。
- ✪找個空曠地方，喊出來。
- ✪找同伴出去逛逛。
- ✪找專家治療。

不合理的洩憤方法

- ✪大吃特吃。
- ✪破壞、罵人。
- ✪找人出氣發洩。
- ✪自我傷害、自殘。
- ✪摔東西。
- ✪傷害他人。

父母技能補給站

生氣提醒控制卡

生氣時建議	加分	生氣時不可	扣分
1. 打枕頭	+5	1. 摔東西	–5
2. 用三句話説出來	+5	2. 大吵大鬧	–5
3. 找媽媽	+5	3. 自傷或傷人	–5

星期	一	二	三	四	五	六	日
得分							

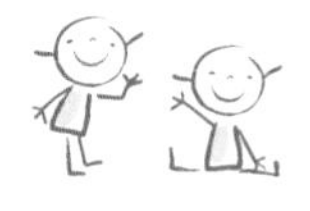

情緒管理三步驟

大鵬的父親酗酒，又加上脾氣暴躁，常常在應酬完後，酩酊大醉之際，教訓大鵬，甚至打罵、吆喝，使大鵬心生恐懼。雖然對暴力相向感到痛苦，但無形中，大鵬已認同暴力行為。在學校時，明明沒有人干擾他，他仍大小聲、作勢發脾氣，當同學不吃他這一套時，馬上惱羞成怒，直接動手打人。

大鵬的母親雖是人人尊敬的小學老師，但因過度嬌寵大鵬，以為大鵬長大懂事就會好，而坐視大鵬出現暴力傾向的行為。後來，當大鵬在學校屢因暴力而被記過時，大鵬的母親才勉為其難地，制止他亂摔東西、亂打人的行為。但大鵬小錯不斷，只做後面的制止動作已來不及了。故大鵬的母親該學習如何訓練孩子做情緒管理。

孩子在生氣時，父母應先想辦法冷卻 (cool down) 小孩的怒氣，而不該對孩子打罵或吆喝。平時父母面對有情緒障礙的孩子，自身須開始做情緒管理三步驟：

情緒管理第一步：去除孩子感到威脅的刺激

- 父母可以嘗試放鬆要求的標準。
- 父母改變自己的完美主義，勿天天要求孩子，而激怒孩子。
- 對於無傷大雅的小事允許孩子去錯一次，毋須每件事都嘮叨指正，免得讓他心煩。
- 避免因父母的不了解或錯誤認知，而產生激怒小孩的情況。生活當中許多小誤會，會因父母有了正確的觀念而化解掉。譬如：孩子愛噴髮膠，又怎麼樣呢？父母毋須因自己討厭髮膠，而製造讓孩子產生生氣情緒的情境。

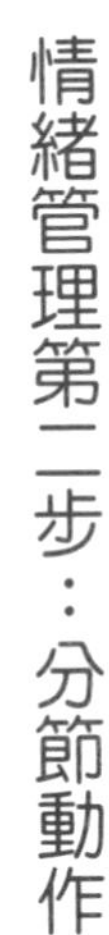

情緒管理第二步：分節動作

- 如果非得要求小孩時，父母可試著把他不喜歡的刺激或要求作適當的調整。譬如，考慮分節動作，將他不喜歡的刺激，分成四小部分來要求他，另外，再加上孩子想要的行為增強物（動機增強物，譬如完成工作的話可以買玩具），往往孩子的配合度會增加。
- 當所有的刺激調整策略都無效時，即使考慮在他不喜歡的刺激上加上動機增強物仍無效，可改用選擇題方式。譬如，孩子正在看電視，我們請他洗澡，他動也不動的光看他自己的電視，父母可以調整洗澡的指令，請孩子作選擇題，「要先洗澡，還是先來寫功課」，此時孩子會選擇洗澡，父母就不至於激怒孩子到情緒爆發的地步。

情緒管理第三步：情緒轉移

如果情非得已，孩子已開始生氣了，我們要教他如何作情緒管理的第三個步驟——情緒轉移：

✪ 先吞一口口水。

✪ 心裡數一、二、三。

✪ 把生氣的情緒用三句話說出來。

✪ 轉移憤怒，意指換個角度想，「就事論事」勝過發洩或威嚇別人。

孩子生氣時，孩子應避免一股腦的告訴自己已絕望或完蛋，而使頭腦空白，出現失控的行為，父母應教導孩子如何好好處理生氣的情緒。每一個人都有脾氣，但不是每個人都可以隨便亂發脾氣，故訓練小孩生氣時可以做什麼或不可做什麼，這是情緒管理課程中非常重要的一部分。

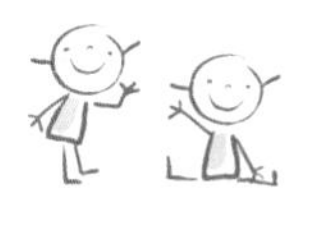

如何避免孩子生氣？

小英有注意力不足症候群與對立反抗症狀，醫師要求小英的父母幫忙作EQ管理，但當要作EQ管理的第一步時（如何避免壓力源或生氣的來源），父母都不了解該如何做。建議父母應避免以小英厭惡的人、事、物激怒她，盡量以她喜歡的人、事、物來取代。尤其要注意，小英已出現愛發脾氣的習慣了，父母須時時在口頭上給予肯定，避免誘發小英發脾氣。

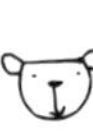

要避免孩子生氣，父母須先多加了解孩子。以下列舉一般孩子喜歡與不喜歡的人、事、物，了解這些有助於避免孩子生氣，也可藉由孩子喜歡的事物來鼓勵孩子。

孩子喜歡的人

- 講好聽與鼓勵話的人。
- 懂得孩子心理的人。
- 懂得幫助孩子的人，或提供孩子具體機會的人。

孩子不喜歡的人

- 愛講大道理、教訓人的父母。
- 只會批評孩子的人。
- 常常數落、否定孩子的人。
- 常數唸將來（為未來打算），恐嚇孩子如果不照做，就沒前途的父母。
- 經常問為什麼，興師問罪，經常舉其他失敗的例子來否定孩子的人。
- 借助專家的力量來定罪孩子的大人。

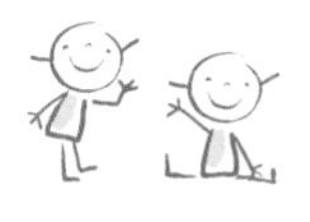

- 強迫甚至威脅孩子去做事的大人。

孩子喜歡的事

- 簡單的學習（較具體、少抽象或複雜人際關係的事、容易學會的事）。
- 一次一個指令。
- 遊戲或玩耍。
- 全家出去吃飯。

孩子不喜歡的事

- 複雜的學習（要運用許多觀察，中間轉許多彎的學習）。
- 背課文，課文中有許多成語，成語又需要大腦思考。
- 一連串的許多指令。

孩子喜歡的物

喜歡吃的

- 脆脆的，有嚼勁的。
- 甜的口味。
- 口味重的。
- 速食。

不喜歡吃的

- 蔬菜。
- 苦的、辣的、酸的口味。
- 過淡的口味。
- 一道一道，需要等待的料理。

喜歡玩的

- 電視。
- 電動，因有聲光效果。
- 玩水、游泳。
- 不同的玩具。
- 有趣、有變化的遊戲。

不喜歡的活動

- 閱讀。
- 集郵。
- 拼複雜的拼圖。
- 寫功課。
- 考試或複習。
- 突然被要求去做事。

父母技能補給站

了解孩子的偏好

上述為一般孩子的偏好，請父母在此想一想，自己的孩子有哪些偏好呢？

孩子喜歡的人

-
-

孩子不喜歡的人

☆

☆

孩子喜歡的事

☆

☆

孩子不喜歡的事

☆

☆

孩子喜歡吃的

☆

☆

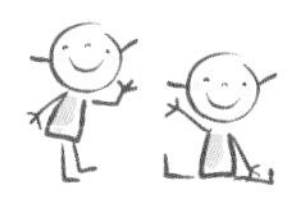

孩子不喜歡吃的

☆

☆

孩子喜歡玩的

☆

☆

孩子不喜歡的活動

☆

☆

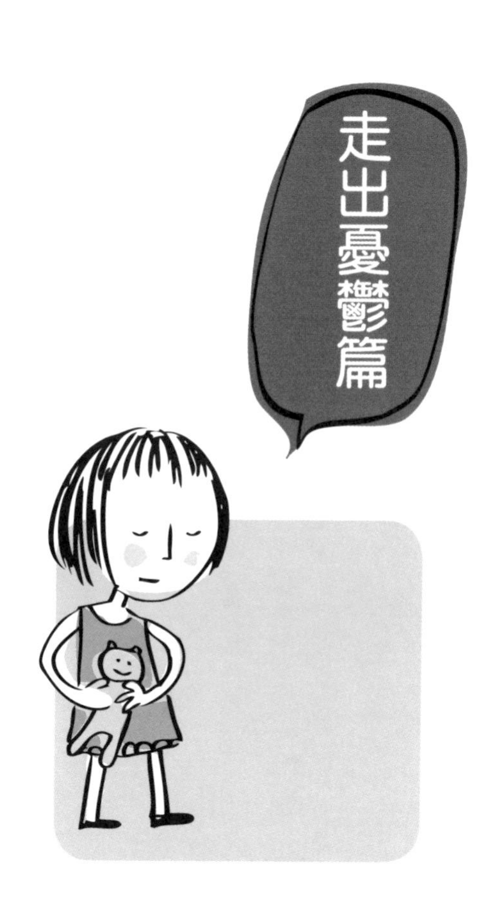
走出憂鬱篇

我很好——加強正向思考的方式

大鵬是十四歲的憂鬱青少年，自幼是氣質難帶的固執兒，常常自以為是、不聽話或難以管教。不幸的是，後來又出現功課成績不理想的結果，故自卑感開始出現。大鵬的自卑感常以兩種形式出現：在別人面前，大鵬愛吹牛、自誇，怕別人看不起他，強調自己的父親是多有錢或多能幹；另一方面，大鵬對自己或對別人，充滿了批判性的思考，或習慣性的負面思考。

大鵬的母親，只想給孩子吃藥，盡快改善憂鬱或不合作的情緒與習慣，事實上，許多憂鬱症狀的背後，其實是隱藏著負面思考，若沒有提早作積極思考的訓練，光靠藥物其效果有限。

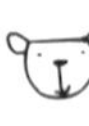

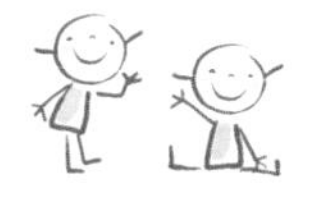

負向思考的特徵

- 自卑感重、總覺得別人看不起他們。
- 小氣、愛計較、心胸狹窄。
- 過度在意別人的眼光、過度在乎結果。
- 表面裝闊氣，私下卻斤斤計較。
- 忐忑不安。
- 言談間常作比較。
- 愛談大道理、避談自己的不安全感。
- 最嚴重的自卑現象，是過度猜忌，從自我懷疑到懷疑他人。
- 處處覺得別人害他們痛苦，千錯萬錯都是別人的錯。
- 常有憤世嫉俗的想法。
- 自己生悶氣或動輒爆發莫名其妙的情緒。

找出各種負向思考

「習慣性的負面思考」是很可怕的敵人，是負面情緒的種子，假以時日，當大環境不順利，就會爆發負面情緒，因而感到憤怒或自怨自艾，如果又不懂得情緒管理，甚至會出現自殺或暴力傾向。

對自我的習慣性負向暗示

- 我是失敗者，我是倒楣鬼。
- 別人都說我很差，我該怎麼辦？
- 我從來沒有把一件事做好過。

對家人的習慣性負向暗示

- 我家人都對我不好。
- 我沒有資格有好的父母。
- 父母不會教孩子，總是責備我。

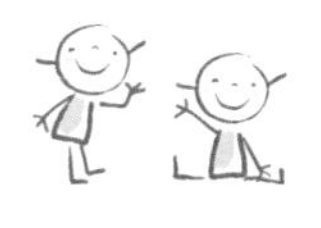

- 父母只會控制我，不了解我的痛苦。
- 父母偏心，不公平。
- 同學們都不喜歡我。

對同學或朋友的習慣性負向暗示

- 同學都覺得「我是笨蛋」。
- 我在團體中，最不受歡迎。

對老師和學校的習慣性負向暗示

- 老師因為我常出現問題行為，而責備我。
- 老師不公平。
- 我對學校的活動，不打算配合。

對世界的習慣性負向暗示

- 世界對我不公平。
- 我沒有未來。

- 我無助，我的存在本身就是「問題的存在」。

正向思考的特徵

- 對未來充滿期望。
- 心中常常自許，明天還有更好的機會。
- 今天比昨天好。
- 已經很不錯了，只要有進步就好了。

加強積極思考能力

以「正向暗示」取代對自我的「負向暗示」

- 也許以前我是失敗者，但我已經在努力改進中。
- 我不在意別人的眼光，我只問：今天我是否努力了。
- 我現在已經很好了，我不必追究過去，只管迎向未來，追求「自我實現」。

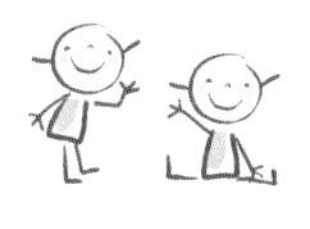

✪ 我喜歡我自己，因為我就是我。

負向思考	轉移	正向思考
真沒用，又來了	↓	✪我可以試試看，我一定可以做得到的，我並不是沒有用的
胡思亂想	↓	✪想簡單一點，先寫出自己的想法，先化繁為簡，化大為小，一件一件來
又寫不完了，我累死了	↓	✪檢討一下自己，是否動作太慢，讀書沒有先訂時間表，具有無效率的散漫毛病 ✪我可以用便條紙或鬧鐘提醒自己，二十分鐘之內寫二十題數學，之後做卡片整理重點

以「正向暗示」取代對家人的「負向暗示」

✪ 光想家人對我不好是無益的，我可以先反省，為何老覺得家人對我不好。

✪ 天下每位父母都是愛子女的，我就是生下來給他們疼惜的。

✪ 我長大了，我可以跟父母討論管教方式，我不須責難父母，其實父母也很無辜。

- 父母是心急，只要我能今天比昨天好，讓父母放心就好。
- 父母有時還是對我很好，不是「每一刻」都偏心。

負向思考	轉移	正向思考
媽媽罵我時，我沒錯，是媽媽沒講清楚	→	★想一下，先告訴自己：媽媽是為我好的，我要想想看，是否我真的聽錯話

以「正向暗示」取代對同學或朋友的「負向暗示」

- 不可能每位同學都喜歡我，只要我有朋友就好。
- 有些同學愛取笑人，其實笑別人就是笑自己，我可以「不理會」他們。
- 也許我在同學中不受歡迎，但我在親戚的孩子團體或教堂的團契中，是受歡迎的。

負向思考	轉移	正向思考
我很糟糕，我又被拒絕了	→	✪想想看事情的來龍去脈，也許我以前很不好，但我已改善了，他們可能誤會我了，我可以找機會向他們說明 ✪事實上，失敗是成功之母，別人誤會我，我已向他們說明，甚至改變自己，但他們仍不理我，他們沒有機會跟我交朋友，是他們的不幸
我沒有機會了，反正我就是差	→	✪世界上只有"I am OK"，沒有「我就是差」的道理，除非我偷懶
許多同學很機車，我不喜歡他們	→	✪許多很機車的同學，心靈很空虛，他想交朋友，只是用的方式太幼稚，我不必學他用不受歡迎的方式去引人注意 ✪機會是屬於勇於嘗試、勇於爭取的人的，我可以找其他朋友，而無須理睬他們的自私、小氣
因為他們惹我，所以我無法專心	→	✪也許他們是討厭鬼，重要的是，我的父母曾告訴過我「我很好」，我不是他們所嘲笑的那種人。 ✪嘴巴長在他們的臉上，他們愛亂講，隨他們，但我可以做個透明人，不理他們，因為我檢討過自己，「我沒問題！」

以「正向暗示」取代對老師和學校的「負向暗示」

- 光自責不能解決問題，解決問題，才是最重要的。
- 也許老師真的有偏見，但我可以嘗試去解釋清楚，可能中間有誤會。
- 學校的大門是為我而開的，我永遠不放棄參與任何美好的事物討論的機會，只要我努力，我都可以參與。

負向思考	轉移	正向思考
因為我不高興，我不想上學	→	✪檢討不高興的原因，請父母或師長幫忙，或是學習情緒管理。上學是人生大事，我可以學習發洩情緒的方法，因為瑣碎事而放棄重大事情者是弱者，是逃避事實的膽小鬼
當面臨功課太難時，又聽不懂，我真麻煩，我不相信別人會了解我	→	✪許多人都有注意力缺陷的問題，不專心聽或老師講得太難，都有可能聽不懂，我要請醫師幫助我，再加上補習班或個別家教的課外輔導，我就不會有麻煩了

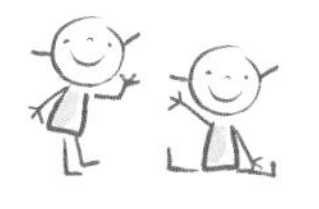

以「正向暗示」取代對世界的「負向暗示」

- 不要光問世界為你做了什麼，應該問「你為世界做了什麼」。
- 為什麼只有「我」覺得「無望」，其實只要我努力改變自己，我還是有很多機會。
- 許多方法可以讓我脫離此種無助感，我只要嘗試，我就是生命的「掌舵者」。

負向思考	轉移	正向思考
當面臨不幸的事，我是全世界最倒楣的人，不可能有好事發生	→	✪世界最糟糕的人不是我，倒楣是一時的，只要我去面對它，檢討自己的能力與策略，就能克服困難 ✪倒楣許多次之後，好運就會出現了，因為我已把倒楣與困難當作試煉，有耐心的經過這些試煉後，我的字典中只有喜樂面對，而無憤世嫉俗

各種情境下的正向自我暗示法

小英是高一的女生，因嚴重情緒障礙而漸漸出現失眠、許多身體化症狀，動輒因為許多焦慮症狀而拒絕面對現實，譬如，常請假逃避上學。最糟糕的是，小英會直接頂嘴、唱反調，容易偏離主題，專門選擇難聽的字眼激怒對方。小英會自動扭曲別人的好意，不相信別人會對她好，故小英在無形中得罪許多同學，但小英卻一直以為，大家本來就討厭她，甚至有點妄想狀態，一直強調大家一向都是如此，所以大家不可能改變，我只有「自傷」才能讓自己舒服些。

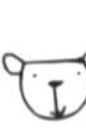

孩子抱持負面思想時，建議父母除了讓孩子接受正確診斷與治療之外，尚須參考以下的正向自我暗示法，來教導孩子，才能幫助孩子遠離扭曲的負

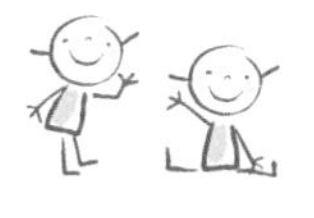

面思想。

緊張害怕時

- 慢慢來，讓心中「平靜、安穩」。
- 自己能力差，當然一下子做不來，但可以「一步一步」來。
- 當烏龜比當兔子好。

不耐煩時

- 惟有謙卑、虛心討教，才能真正把握重點。
- 一直努力而不放棄的，才能獲得成功。
- 多學習，才有機會自我改造。
- 多改變自我錯誤想法，才能走向成功之路。
- 我們可以成為一個受歡迎的青少年。

氣餒時

- 「太好了」，我又碰到失敗，因為人家說失敗是成功之母，所以我很快就會成功。
- 「好厲害的我」，暫時的失敗不代表永遠的失敗。
- 「不錯嘛」。
- 我就是我，我是寶貴的生命體，我是獨立的，不被別人的批評干擾。
- 我不愛與人比較，因為「人比人氣死人」。
- 我不自暴自棄。
- 我不自我貶抑，即使是別人誤會我，我可以先自我檢討，但我不會與自己過不去。
- 我謙卑努力，做好我本分內的事。
- 我有我的人生目標。

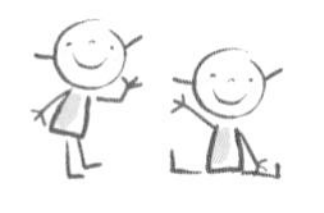

✪我不斷發現自己的優點，改善自己的缺點，努力突破自我極限。

✪我訓練自己做適當的表達，使自己快樂的活在人群中。

✪天生我材必有用，每個人都有特點，不必過度自憐。

✪發掘潛力、發現優點，生活是為「自己」，不是為別人而活。

✪自己雖然不是一百分，但相對的來說，自己也不是無藥可救的「大傻瓜」。

✪別人沒時間與你比較，自己只要比以前好就好。

✪東西夠用就好，不必貪求能力範圍之外的事物，徒然增加麻煩。

✪別人的命運不代表我的命運，命運需要靠自己去改變。

✪不可能每個人都稱讚你，應忽略一些不必要的批評與否定，太在意別人的眼光是虐待自己。

✪記住「天無絕人之路」。

✪山不轉，路轉。路不轉，人轉。

散漫、無效率時

- 不懂得改變自己，是可恥的。
- 不想辦法解決問題，只談命運，是懶惰的。
- 許多問題的終結者，是「改變自我」。
- 如果我知道自己脾氣壞，不要用「反正我就是」的想法，「試著去改變」，才不至於一錯再錯。
- 青少年該訓練自己，做一個「有效率」的人。
- 常把「大事」化為「小事」，「小事」化為「無事」。
- 解決問題，勝過放大問題或自我設限。

父母或長輩不尊重我時

- 每一個「個體」都是寶貴的生命，無須因刻意比較，而影響我的情緒。

✪硬要把自己放在某一等級中，那是給自己壓力，是不公平的，記得「人比人氣死人」。

✪試著去除腦海中一些「否定」與「負面」思考。該把「消極」想法變成「積極」想法；把「負面」想法變成「正向」想法；把「悲觀」想法變為「樂觀」想法。

✪常告訴自己，「我雖然很胖，但我人很好」、「我小時候不乖，但我已成長了，我現在是懂事的好孩子」、「舊事已過，一切都變成新的了」。

父母技能補給站

情緒日記 (feeling diary)

訓練寫情緒日記的目的，是讓孩子看到自己的負向思考。生活中如果可以找到一個好朋友，功能可以取代情緒日記，他會告訴你，你又在亂想了，你應該對自己好些，少胡思亂想。這樣的反覆思考，可增加自己的反省力，且立即處理自己的壓力來源。以下就情緒日記作介紹，請父母從旁協助，訓練孩子藉由情緒日記，了解自己的情緒狀態。

情緒日記的內容

開心的事

- 今天發生的開心的事情：何時發生、在什麼狀態下發生。
- 對開心事物的情緒反應。

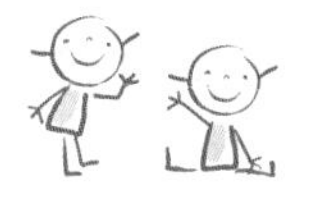

傷心的事

- 今天發生的傷心事：何時發生、在什麼狀態下發生。
- 對傷心事物的情緒反應，譬如，憤怒、不舒服、不平衡、想發洩、受不了、重複出現受傷的感覺、孤單、自憐。

情緒日記的步驟

先講出自己對情緒反應的解釋方式，即自己的認知狀態。譬如：

- 我覺得受不了，是因為我又被欺負了。

接下來寫出自己負向思考的原因或代替思考(alternative thinking)。譬如：

- 原來我會受不了，是因當時我血糖低身體不適，就小事誇大，情緒上升。我可以先吃點東西，應該就會舒服一些，下次我要避免低血糖。
- 對方又犯錯了，那是他的不幸，我何必為了他的疏失而受不了呢？

孩子缺乏安全感怎麼辦？

不安全感的形成與症狀

處理孩子的情緒問題時，很重要的一點是要去除孩子根深蒂固的不安全感。不安全感是自娘胎中，天生形成的焦慮氣質，加上後天大環境的影響（最常見的例子是父母的無效策略運用），助長了不良氣質的產生。孩子有不安全感時，會出現下列的情緒表現：

- 不安。
- 害怕。
- 憂慮。
- 分離焦慮。
- 吵鬧不休。

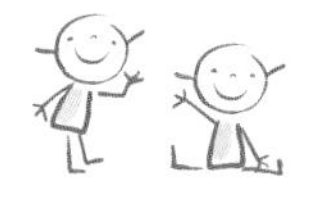

- 脾氣大。
- 情緒不穩。

處理缺乏安全感孩子的情緒困擾方法

- 多給此種孩子讚美與安定感，不要逼他、罵他。
- 多給孩子幾次機會，他們會適應的，只是時間較久些。
- 當身體化症狀不易改善時，千萬不要到處求醫（doctor shopping）、到處尋求不同的診斷，建議應直接帶去向心理醫師討教如何解除壓力，到處求醫只會加強孩子的身體化症狀。
- 製造機會，讓孩子嚐嚐「贏」的滋味。譬如，學些小才藝，讓他有信心。
- 自幼教導孩子，有一些事情可以慢慢做，只要有做到就好。因為易焦慮的孩子，如果碰上個性急的媽媽，孩子的焦慮感就會直線上升，長大後常出現適應障礙。

貼心叮嚀

不安全感的形成過程中，父母的處理態度是否有問題？

許多父母在孩子出現不安症狀時，父母權威壓迫的教訓或恐嚇方式，使孩子的不安全情緒困擾暫時消失，但心中的不安全感其實仍然逐步累積。最終，以爆發明顯的情緒不穩症狀收場，譬如，恐慌症狀、強迫症狀或憂鬱症狀等。

給父母的建議

以具體的安全感來彌補孩子過去的不安全感，以「方法」來取代責備，以「了解」來取代誤解，才能徹底改變孩子的不安全感與扭曲的親子互動。

不安全感並非突然發生，而是長期累積的結果。嬰兒有焦慮基因，嬰兒哭泣表示在求救，需要大人撫慰，但許多臺灣父母的觀念以為，多抱嬰兒會

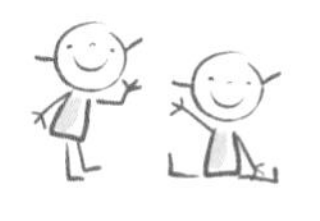

寵壞嬰兒，故放任嬰兒繼續哭，只要嬰兒哭累了，就會自己睡著。

此種挫折感或被拒絕的感覺，累積到大，不難發現，許多學齡前或學齡兒童已漸漸開始出現明顯不安全感，譬如，易驚慌、膽小或常常頭痛、肚子痛；有些是透過慢性化的過程，直接以情緒困擾方式表達。

父母技能補給站

認識兒童的九項發展任務（developmental tasks）

自我接納（身體與性別角色接納）

正常兒童在有安全感、不被懷疑的大環境下成長，長大後在說話與行為上會表現出合理性，能接納、滿足大環境的安排。

建立對男女的同儕關係

一般孩子是先對同性關係上表現和平相處，漸漸至青春期後，對異性有興趣而發展異性關係。親子關係不佳，尤其是男同學對爸爸缺乏認同，而女同學對媽媽有反感時，男女的同儕關係會出現分歧。

達到情緒獨立

了解自己的低自尊，了解自己的優缺點，因而懂得欣賞自己的優點，虛心矯正自己的缺點。當自己面對不能接納的人、事、物時，會冷靜的處理情緒，而不至於因忍耐而使自己或親人受傷。

選擇與預備未來的工作

對自己的興趣與優點有所了解，而確定未來的路，因此孜孜不倦、勤勞努力，有計畫地達到目的。

發展生存的智慧或概念

因為對自己有信心，而適當調整智慧的定義，及時發展適應、生存、有彈性的智慧與想法。

達成經濟獨立

當有計畫地達成生涯目標後，務實地要求在經濟上能夠獨立。

建立社會接納的行為模式

適應力較強的青少年會配合社會的規範，而適當修改自己的脾氣與習慣，驅使自己的行為偏向社會能接納的模式。

預備結婚與經營家庭

有自信與能力的青少年，在預備好自己的狀況下，開始與異性交往而進入婚姻與家庭關係，因而重新鞏固以安全感為基礎的男女與家庭的人際關係。

建立和諧的價值觀

根據不同的發展階段，發展與建立不同的和諧價值觀。譬如，對長輩尊敬禮讓，對晚輩強調愛護與善意的勸導。

孩子總是長不大？

大鵬是二十一歲的青年，就醫時，大學肄業而出現社會萎縮現象，大鵬的母親表示大鵬是因為得了憂鬱症而呈現逃避現象。事實上，並不是每一位憂鬱症的病人都會很快的出現社會對立或社會逃避，通常從小有不成熟的特徵時，才會很快呈現嚴重的社會逃避現象。

故如果大鵬的父母發現，大鵬有不成熟的人格狀態時，不管這種不成熟是內向性或是外向性的偏差，父母須重新帶大鵬回到他信心發展上的停滯階段，重新用愛灌溉，重新從思想上作訓練，從情緒表達上著手，作情緒管理的訓練，才不會使大鵬成為長期吃藥的精神科病患。

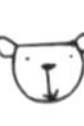

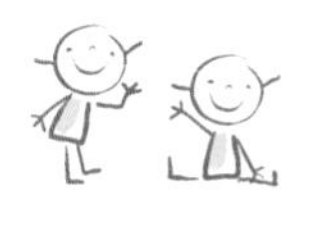

不成熟與成熟的人格特質

全世界每位父母的心願，都是希望子女有成熟、獨立的心智。在情緒管理上，所謂「成熟」代表青少年善解人意，而非動輒曲解人意；「獨立」代表青少年本身有足夠的自信，而不須依賴別人的讚美來決定自己的情緒。

不成熟	成熟
自卑感	自信心
憤世嫉俗	覺得大環境對自己是友善的
失控感	自主感
悲觀萎縮	樂觀進取
被動推諉	獨立解決問題
只會否認問題或自我抱怨	解決問題的策略多
多疑	負責到底
情緒不穩，易以情緒處理問題	現實感重，能以理智有計畫地處理問題

情緒獨立的青少年懂得區別別人的話語是正向、帶善意或負向、帶敵意。他們的情緒穩定，不會動輒因別人的負向敵意言語而心理不平衡，他們知道並不可能全世界的人都愛他們、每天讚美他們，他們懂得先向對方澄清，避免自我的極端思考，才能避免對別人觀感的誤解。他們善解人意，適當的解讀別人的言語或行為，也學習成熟的社交應對技巧，懂得區別敵人或友人，而適當的拒絕或澄清誤會，結交朋友。

不成熟青少年的特徵

- 易與父母起爭執。彈性差，易與人結仇。
- 常常先入為主，自以為是，永遠覺得父母不對。
- 對父母曾經得罪他的事，永遠耿耿於懷，有機會就想反擊或報復。
- 愛比較。譬如，為什麼別的同學的父母都准孩子打電動，我們家卻不行？
- 批評父母對他們的教育方式不合時代。

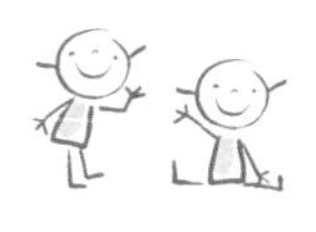

- 批評父母的期望太高，愛用軍事化、權威式的方法要求孩子，當孩子一直達不到父母的期望時，父母便動怒或重複的嘮叨。

父母通常會被不成熟青少年的「找麻煩」、「什麼都不好」惹毛，而反過來怒斥他們不懂事。結果造成惡性循環，甚至親子互動像仇人見面。

父母幫助孩子成長的最終目標

每一位父母都希望孩子能像大人一樣有成熟、穩定、負責、獨立的個性。其實，每個青少年在他們的成長過渡期中，多多少少會出現一些不成熟的特徵，但若發現太多不成熟的特徵，而影響到人際關係（朋友、親子、師生）時，父母須考慮讓孩子就醫或作特殊的輔導策略。

人格特質的缺陷不像感冒要來就來，人格代表的是長時間累積下來的後果，因此呼籲父母，若發現孩子有太多不成熟的特徵時，最好早日處理之。

如何幫助青少年增加自信？

認識自信

有自信的青少年，不會自大、吹牛，也不會感到自卑。沒自信的青少年則容易自我貶抑，表現出情緒不穩定貌。沒有一個青少年願意有自卑感，往往自卑感的形成，取決於過去青少年本身外在或內在的某些缺陷，加上外在環境中的父母、老師或同學的過度要求或恐嚇。譬如，天生有裂脣的小女生，如果從小就在嘲笑中長大，再加上父母過高的期待，她很可能會發展出嚴重的自卑感。

自卑感的表現

- 在思想上，會出現負面自我概念或消極的自我嘲諷。
- 他們不認為自己可以去克服困難，也不相信任何人可以來幫助他們，完全

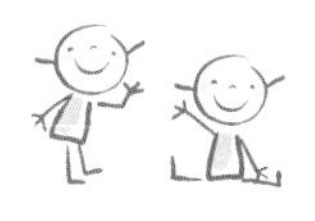

否定外界的幫忙。

✪ 自卑性的思想橫行時，青少年出現自暴自棄的態度而我行我素。

✪ 自卑感的另一種表現是過度敏感，像個刺蝟，動輒覺得大家都在傷害他，拒聽或聽不進去別人的解釋，最後，讓周遭的人覺得受不了他。

✪ 自卑與自大是一體的兩面，都影射自信心不足的青少年，對自己或對周遭沒把握。

貼心叮嚀

家有缺乏自信的青少年，父母須想辦法，先去了解青少年從小到大，有哪些外在的缺陷，一一列出，再個別擊破或尋找輔助教材。譬如，針對肥胖的女生，父母可提供專業的方法來幫她們節食或安排運動；頭型不好看的男生，父母幫助他們請髮型設計師，父母只要用心找對設計，他們就不會感到自卑了；如果孩子咬字不清楚，語言表達能力差，父母可請語言技術專家，來加以矯正或訓練語言表達技巧，買一面鏡子給孩子，陪孩子一起來做咬字訓練，或訓練他們以溫柔堅定的方式表達意願。

父母應該帶青少年去處理一些困難，以增加孩子的自信心，因為在過度保護的情境下長大的青少年，一旦環境不順心，就容易出現挫折而失去信心，此乃因缺乏處理困難的過程或經驗所致。

信心的兩個部分

信心本身包括兩部分，第一部分是：看得到或過去有的經驗或知識部分；第二部分是：看不到的情感與意志部分。有克服困難的經驗或解決事情技巧的青少年，對自己有信心，因過去有處理成功的經驗，表示孩子具備信心的第一個部分。

信心的第二部分是看不到的情感與意志部分，此部分決定了為何有些青少年容易誤解別人的言語或行為。如果成長在打罵、被否定、被拒絕的氣氛

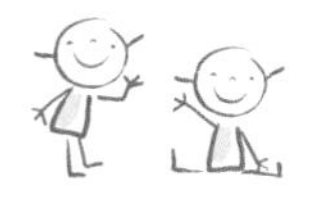

下，青少年會擁有負面的自我鏡子，從鏡子中投射出來的，都是負面、消極、毀滅性的。故缺乏第二部分的信心，無法盼望未來，無法計畫未來。青少年容易誤解別人的言語或行為，反射出他們的習得無助感，因而把自己的無助感投射到對別人的誤解或不信任上。

對自己有信心的人的特徵

- 大方體貼的、開誠布公的。
- 會為別人著想的。
- 誠懇的、誠實的。
- 懂得與人分享。
- 負責任的態度、可信賴依靠。
- 尊重別人。
- 懂得製造雙贏氣氛。
- 有節制力、自我控制佳。

察覺負向的自我概念

內在的自卑感包括許多青少年的負向的自我概念：我很胖、我是三等國民、我是糊塗鬼、我是大笨蛋；最糟的是，自幼起，我媽就一直在強調我是頑皮搗蛋或磨娘精型的小孩，老師也一直在暗示我是壞學生……。

父母須察覺家中的自卑感青少年，是否確實有負向的自我概念。如果確定有，父母須以說故事或自我引喻的方式，引導青少年了解，成長是一種過程，不是結果，「小時候頑皮」不代表「一輩子完蛋」。

每一個人都有自己的成長過程，只要我們願意漸漸改變自我，努力更新，而不必妄自下結論認為「自己是不好的」。自信心的最大敵人，就是提早自我下結論，事實上，不到最後一分鐘，沒有所謂的結論。

要記住，只要活著，每一天都有希望改變自己，去適應大環境。故不必自我斷定或畫地自限，老是覺得自己不好，甚至認定自己永遠是糟糕的人。

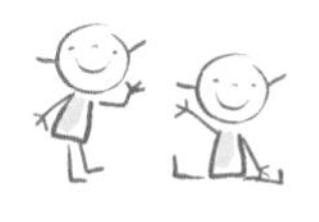

增加孩子自信的方法

父母應停止的態度與行為

- 平時無謂的叮嚀、過度嘮叨、批評、指責。
- 以為情緒障礙是孩子故意鬧彆扭、輕易誤會孩子。

父母應有的態度與行為

- 父母須自省，孩子叛逆往外跑，是因為在父母身上找不到溫暖。
- 父母須先檢討，並改變管教方針。
- 肯定青少年的第一步是：提供許多機會，讓青少年表達意見，每當孩子表達他們的想法時，給予肯定，因而增加孩子的自信心。
- 看清青少年叛逆、無法無天、情緒暴躁的背後，是自卑感在作祟。要避免與叛逆的孩子對立的方法是，從自卑感中解救他們。
- 一點一滴累積孩子面對人、事、物的自信心，以漸漸脫離自卑感與無助感。

✪改變對情緒障礙小孩的看法。父母可以處理孩子身上的「問題行為」，但不得因問題症狀或問題行為而排斥孩子。

✪孩子是獨立、寶貴的個體，只是在成長過程中，出現了一些問題行為或習慣，父母應該想辦法幫助孩子。

貼心叮嚀

相較於自信心不足的青少年，有少部分的青少年，是對自己有過度的信心，而表現出言語傷人的行為或敵意態度。這可能是因為此類青少年缺乏情緒管理或社交技巧。父母或老師，應以漸進誘導方法，示範如何自我表達，如何以幽默方法處理衝突，努力幫助孩子作一個受歡迎或有效率的青少年。

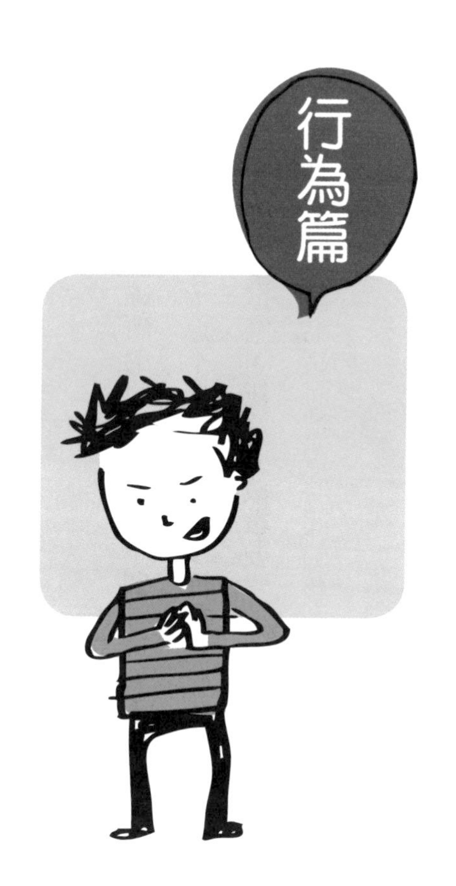
行為篇

孩子總是東摸西摸怎麼辦？

大鵬自幼就會破壞玩具，上了一年級後，出現吸手指的習慣。大鵬喜歡把鼻屎擦在同學的身上，有時還會把口水吐在手上，往同學的身上擦，於是大家對大鵬敬而遠之，大鵬沒有朋友，變得更不可理喻，動輒生氣，動不動就想要買很貴的電動玩具，如果媽媽不肯配合，大鵬就鬧情緒。

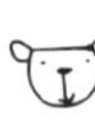

有情緒障礙的兒童，因為不留神或對不到焦距，往往因沒聽清楚別人的要求或指令，達不到別人的標準而鬧情緒，在讀書的效率上，呈現一種浪費時間的散漫狀態，無法完成被要求的工作。故父母須從長計議，自幼訓練這群有東摸西摸毛病而浪費時間的孩子，幫他們建立一些生活規範。

做一些事(do something)

當孩子平時感到無聊，不知下一步要做什麼時，父母可與孩子約定，做一些隨手可做的具體的活動，譬如，摺紙、打電動、打球等。

另外在寫功課時，許多情緒障礙的兒童根本不知道自己在發呆或散漫了。故父母在孩子開始寫功課時，須作以下的約定：

- 作時間表。幾點到幾點是做哪一件事，具體的列出。
- 撥鬧鐘，提醒他們，不要拖拖拉拉。
- 每做完一件，就有一個獎勵，以此來增加完成功課的動機。

計畫空閒時的活動

情緒障礙的孩子，通常對學校的複雜認知學習不感興趣，常常是勉強交差，或是在大人的叮嚀下完成，寫完功課後的空白時間，又不知下一步要做什麼，這是一種缺乏計畫力或組織能力的散漫狀態，他們容易陷入發呆、胡思亂想的情境，故請父母經常與情緒障礙兒童討論以下計畫，來避免孩子無聊閒晃，因而浪費時間在東摸西摸上：

- 找出孩子有興趣的書刊、節目或活動，把這些喜歡的活動安排在可能會無聊的某些空檔時刻。
- 提醒孩子，只要無聊就立即拿出手邊的小書來看。
- 只要有空，就鼓勵他們去碰他們喜歡的書刊、節目或活動。

作口頭上的暗示

- 我知道，接下來的半小時，寫完二十題數學題目，我就可以玩一下下。
- 這些功課很多，但我可以先寫一小段，休息一下。
- 我不怕多，因為我會寫完。
- 我不要等一下做，我會立即做。

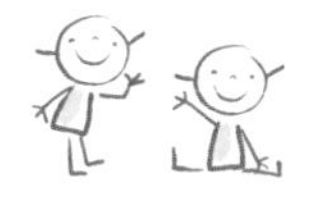

- 只要我一小塊一小塊做，中間不間斷，我就可以做完。
- 逃避是可恥的。
- 找藉口，只會讓事情更困難。

克服學習困難的不二法門

- 把困難的功課，分成四小部分。
- 把寫功課的一大段時間，分成四小段。
- 一小段時間內，做一小部分功課，就不會無法完成。
- 絕不可停留在原點，而東摸西摸。

如何增進自我效率？

大鵬平時除了功課不好外，最讓父母頭痛的是，大鵬做起事來會拖拖拉拉，一直在浪費時間。大鵬的父母看不慣大鵬的無效率狀態，因此經常打罵大鵬，使大鵬產生習得無助感。大鵬的父母須有耐心的先降低期望，訂定合理的學習目標，訓練大鵬習得許多策略，才能有效率的達成目標。

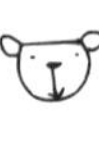

什麼是自我效率？

自我效率（self-efficiency）是指是否有能力去執行某特定行為，以獲得預期結果的信念。當孩子有自我效率的意念時，會有下列行為：

- 完成功課的速率快。

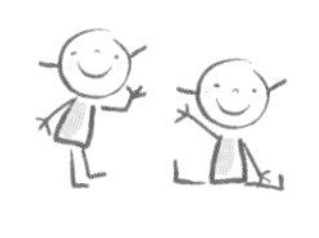

- 更有計畫的努力追求目標。
- 當遇到困難時，持續力較持久。
- 會達到更高的工作目標。

若孩子缺乏自我效率，則會出現以下問題：

- 動機不足。
- 缺乏主動設立目標的訓練。
- 因毅力不足而無法努力追求目標。
- 遇到困難時，欠缺想辦法解決問題的訓練。

形成自我效率感的過程

克服挫折感的經驗(mastery experience)

這是一種處理問題的過程，孩子在反覆經歷學習困難或人際關係的障礙時，可運用下列技巧來解決困難：

- 化繁為簡，把難的功課，先分成四小塊，再個別擊破。
- 遇到太困難而達不到的工作目標時，可以試著降低期望或目標，並調整工作方針。
- 隨時建立新的順手可及的工作目標，而避免因困難而拖拖拉拉。

臨床上，往往看到情緒障礙兒，經歷了許多學習困難，但從未被建議上述的技巧，老師反覆要求孩子努力再努力，甚至藉機教訓或責罵孩子。事實上，這其實是浪費時間的。由於缺少具體細節的建議，故許多學習困難的孩子，後來導致無助感，長時間的習得無助感，使孩子產生無用感，而使自我效率降低。

幫助孩子了解同儕們如何處理挫折(peer model)

當孩子的人際關係不佳，又加上學習困難漸漸來臨時，孩子會誤會是自己有毛病，因而故意偷懶，想逃避困難。父母可透過以下方式幫助孩子處理挫折：

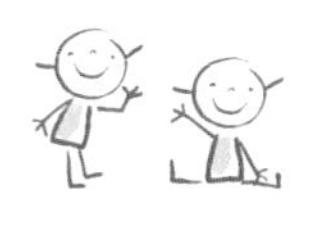

- 先同理孩子，並強調其實其他同儕也曾有過此類壓力。
- 幫他們了解其他同儕是如何克服困難的。
- 幫孩子設計如何達到改善人際關係目標的具體計畫。譬如，先檢討自己有哪些導致人際關係差的拙劣技巧，再來步步修正自己的誤解或錯誤的社交技巧。

當情緒障礙兒經歷困難時，父母應幫助孩子，尋找在周遭的某個同儕或陪伴者（有克服挫折的經歷）。在孩子經歷任何學習困難，大人在旁的鼓勵是第一時間裡最必要的，但困難來臨時，如何運用方法或示範來達成學習的目標，是更重要的。如何使情緒障礙的孩子，免於自怨自艾或習得無助感，必須靠父母耐心地示範解決問題的技巧給孩子看。

自周遭得到具體的鼓勵（social persuasion）

學理上，語言表達力強或接受過表達訓練的孩子，能非常清楚的描述事實，他們的自我效率感高，較不容易引起誤會而影響效率。當情緒障礙的孩子出現學習困難時，往往因為他們的語言表達能力不佳，故他們描述不清學習困難的現象或原因。他們除了平時應該接受表達困難的訓練之外，父母也要給予孩子具體的鼓勵。

譬如，最近上課都聽不懂，孩子應該被引導說出聽不懂的過程，是每一堂都聽不懂，還是只有部分內容聽不懂；接著再來分析聽不懂的原因，是外因或內因所導致。

導致低自我效率的因素

根本或長久累積的負向情緒

許多青少年有負向情緒 (negative mood)，這會導致自我效率感的降低，譬如：

- 杞人憂天。
- 我不會成功的，我很害怕。

- 我擔心做不好。
- 出問題的，一定就是我。
- 別人應該都知道了。
- 患得患失。

自我的情緒狀態與克服困難的動機絕對息息相關。正向情緒（positive mood）加強自我效率；負向情緒削弱自我效率。因此，減低情緒障礙兒童壓力症候群的強度，訓練他們擁有正向情緒與正向思考，是自我效率的訓練中不可缺少的重要因素（正向思考的訓練詳見第166頁）。

父母的高標準

父母若以高標準要求情緒障礙小孩，久而久之，小孩言語中會充滿逃避、怪罪、推卸責任。故父母與老師們應當訓練他們做正向思考訓練，具體的實例包括幫助他們建立正向觀念，譬如：

- 不輕易與別人做比較。

- 懂得欣賞自己與他人。
- 會處理壓力。
- 會解決問題、會運用技巧。
- 懂得就事論事。
- 善用幽默感。

貼心叮嚀

父母想要培養情緒障礙的孩子，具較高的自我效率感時的正確作法：

- 當以具體的行動取代一味的嘮叨或控管。
- 應訓練小孩思考，以及表達問題發生的原因或過程。
- 教導孩子作正向的推論與表達。

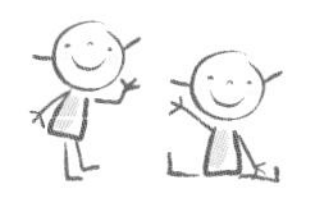

如何增加注意力與學習效率？

大鵬為七歲的一年級男生，因注意力不足過動而至門診就醫，但在他開始用藥後，大鵬的母親發現藥效不佳，回診後醫師發現，大鵬的藥效不佳，不只是藥量不足問題，而是大鵬的上課小動作太多，或者每次寫功課時，就有一堆藉口或小毛病。譬如，一寫功課時，他就想上廁所、忘記要削鉛筆、一下子肚子不舒服、一下子開冰箱、一下子口渴去喝水。因此，大鵬的母親須先規範大鵬的上課或讀書習慣，學習如何增加注意力與效率。

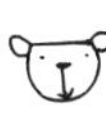

增加注意力的訓練

注意力不足除了藉由吃藥來改善情況外，同時也要透過行為制約的方式，以增加注意力。以下提供幾個具體的有助於增加注意力的訓練：

對準焦點 (focus) 的訓練

- 讀書前，設鬧鐘或計時器。
- 書桌前不亂擺東西，只有筆和橡皮擦。
- 動筆前，先規劃二十分鐘內要做哪一些功課。
- 千萬不要東摸西摸，使用拖延戰術。
- 暗示自己，要一口氣完成十題數學題。
- 一百個字一次寫完。

持續焦點的訓練

- 一口氣聚焦五十分鐘，對注意力不足的孩子會有問題，但一次聚焦二十到三十分鐘，是可以訓練的。培養習慣，好好把握二十到三十分鐘。
- 一口氣完成具體的功課。具體的功課量是：一頁國語抄寫，十題數學題或一張考卷。

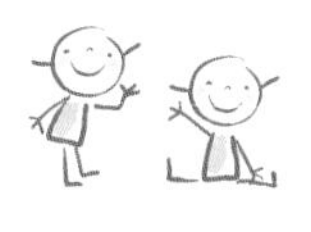

✪聚焦時絕不可以做別的事。譬如，突然想到忘記請母親簽聯絡簿，或是突然想吃東西，可把突然想做的事情寫在便條紙上，先蓋起來，等一下要休息五到十分鐘時再去做。

增加學習效率的技巧

許多情緒障礙兒童青少年，因為具有注意力不足的缺陷，而學習效率不佳，除了吃藥有助於注意力集中之外，尚須作一些訓練技巧，來加強讀書或處理複雜事務的效率。

加強上課專心度

✪上課的座位，最好能靠近黑板，因為坐在後面或旁邊，易被走廊或後面的人、事、物干擾。

✪上課要有隨時記筆記的習慣，做筆記可以幫助孩子把訊息確實留住。

✪如果是大一點的學生，可以考慮上課錄音，回去再對照筆記，重聽一次，便可確保訊息有無遺漏。

- 上課眼睛不亂瞄，眼睛盡量看老師或黑板。

加強寫功課專心度

- 家中可以設計舒服的讀書環境，但不可太過凌亂。譬如，有些孩子在書桌前坐久了，會腰酸背痛而不耐煩，可以考慮寫功課時，坐在書桌前；但背書時，可變通一下坐在床上背書；甚至把一些重點整理記在卡片上，邊坐捷運，邊背卡片。
- 找到自己頭腦最靈光的時段，有些同學是早上，有些則是回到家，小睡一小時之後。
- 寫功課或複習功課時，難免會遇到一些不懂的觀念，往往需要花時間去查答案，原本計畫完成的功課就會被耽擱。故建議先持續完成手邊的功課，把不懂的地方先記在便條紙上，等寫完功課後，再去找答案。

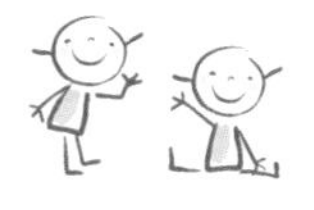

父母技能補給站

記筆記訓練 (directed note-taking activity)

筆記要記些什麼？

針對較小的孩子

- 隨時記錄老師說的重點。
- 等一下需要做的事，怕忘記，先作記錄。

針對大一點的孩子

- 可以訓練他們記更具體的詳細內容。
- 上課聽課時，大腦同時整理：現在老師說的「主要觀念是什麼」。
- 這個觀念的細節或外表現象是什麼？

記筆記習慣的好處

- 避免孩子上課東摸西摸。
- 避免東張西望，或找機會與隔壁同學說話。
- 確實記錄，可以加強組織能力培養。
- 增加警覺性。
- 跟得上老師要求的進度。

有效率的讀書方法

四到的原則

眼到：眼睛一定要看老師或看黑板。

耳到：把老師講的話聽進去，一定要強調眼與耳要同時到。

手到：上課手握筆，把老師說的重點畫線或作記錄。注意力不足的孩子常在上課時摸東摸西、摳指甲、畫漫畫或傳紙條。故醫師、教師和父母，應

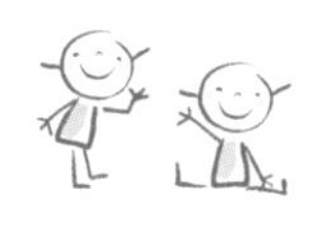

該在孩子尚未出現上課壞習慣之前，加強眼到、耳到，甚至手到。

心到：當別人說話時，除了要強調眼睛看對方之外，仔細聽別人說什麼，再用心想清楚如何回答。下面將針對注意力不足的孩子最缺乏的「心到的訓練」作說明。

心到的訓練

- 常常訓練情緒障礙的孩子，在回答問題之前，先用大腦想想要如何回答。
- 常常提醒他們如何想問題，而非直接對問題的結果表達不滿意。
- 常教導情緒障礙的孩子作思想上的糾正。這些孩子難免會出現思想不成熟或不夠利他的表現，但這也提醒了情緒障礙孩子的父母或老師，由於他們未曾接受此類的思想訓練，自然會有幼稚或自私的表達方式。

心到的訓練步驟

- 訓練情緒障礙的孩子，心平氣和地講出某些行為、興趣、習慣的原因與後果，漸漸再帶情緒障礙的孩子進入「心到」的訓練。

- 常做「因為某某原因，那麼我要選哪一條路」的練習。
- 熟悉「因為……所以老師會……，最後我要……」的思想步驟。

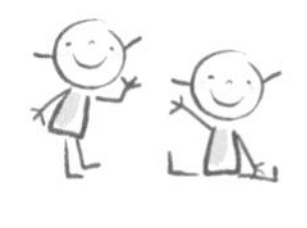

孩子總是不會處理問題？

大鵬是父母口中的麻煩製造兒，一出事就亂叫、亂發脾氣，平時易誤會別人的意思，而常把小事變大，大事變更大，是個唯恐天下不亂的麻煩鬼。有一天，大鵬在學校偷錢，而被記小過，大鵬自學校返家後，大鵬的父母就開始翻舊帳式的責罵與數落，當父母氣憤到頂點時，大鵬表示，「只是偷個錢，有什麼好大驚小怪」，使父母納悶，為何大鵬對問題的處理如此不成熟？

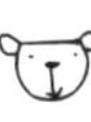

不成熟與成熟的問題處理型態

情緒障礙的孩子在討論問題時，往往自我中心，容易離題。孩子通常會把主題拉到找藉口或埋怨父母的方向去。案例中的大鵬，認為「只是偷個錢，有什麼好大驚小怪」，這種偏離主題、忽略問題的態度，就是一種不成熟的問題處理型態。下表是關於不成熟與成熟的問題處理型態的差異：

不成熟的問題處理型態	成熟的問題處理型態
★焦慮	★尋找支援
★只會抱怨	★樂觀進取
★只想依賴別人幫忙處理	★聽取意見再做決定
★忽略問題	★面對問題
★自責	★努力反省，解決問題
★責備他人	★放鬆自己，尋求心靈安慰
★被動的態度	★主動的參與
★偏離主題	★目標取向

處理問題能力的檢核

若孩子遇到問題時，以下列方式處理問題的話，表示孩子在處理問題方面遭遇到了困難。長期缺乏處理問題能力的孩子，最後易得憂鬱症或人格違

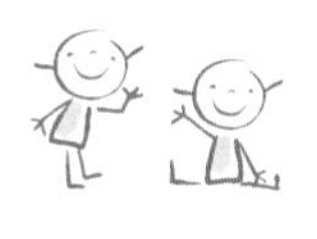

常，因為他們不知道問題在哪裡，缺少情緒了解的訓練，當問題一出現只會怪自己、怪別人，下一步則是出現否定或負面自責式的怪罪，最後出現憂鬱症狀，似是而非的責怪父母。因此，父母須特別注意，孩子是否呈現以下的症狀：

- 問題出現，直接反應情緒或憤怒，先發脾氣再說。
- 自己不知道問題出在哪裡，甚至最糟糕的總以為，是別人害他做錯。
- 自己不知道自己傷害了別人，使大家對他不滿。
- 缺乏改進的動機，反覆做錯。
- 推卸責任、怪東怪西。
- 逃避複雜的自省，只看到或盡量放大別人的小錯誤。

為什麼會造成無效的問題處理？

許多情緒障礙的孩子，有一些扭曲的認知，當問題出現時，先以負向、扭曲的情緒反應之，再加上誤解或觀念上的偏激，結果，使問題呈現惡化現象。以下列舉說明導致無效的問題處理的原因：

情緒化：憂鬱的青少年，每天都覺得別人對他不好，他不敢表達，也不再相信任何人，而覺得自己是世界上的廢物。

錯誤的誤解：負向思考、無望、自我貶抑。

逃避：不斷拖延、忘卻，無效率的孩子，會找許多藉口，能拖就拖，不到最後一刻絕不行為。

社會因素：排斥來自社會的壓力，只要求別人滿足自己，而無責任心。

訓練因素：資源有限、沒時間學習或訓練不足。

策略因素：處理問題之經驗不足、策略不足，使問題更加嚴重。

父母處理策略

✪請父母訓練孩子回答問題時，要「就事論事」；父母一次問一個問題，訓

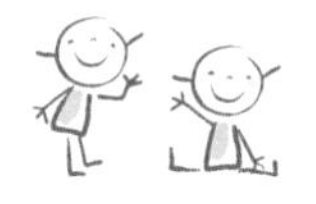

練孩子直接回答問題，不要走掉。

✪當問題出現時，孩子一定是抗拒承認，故父母平時就應該作事前的約定與規範，不要讓孩子自由發揮後，又來指正他，如此，孩子會抗拒承認。

✪父母須示範如何反省、如何面對問題。趁孩子還小的時候，講一些小故事，讓孩子明白，「受歡迎的人，就是會解決問題的人」。

我的孩子會打人

教導孩子認識暴力行為的後果

父母在處理情緒障礙的孩子打人的行為時，應先了解並承認，孩子有自我控制的缺陷、衝動的本質。故父母應在孩子還小時，就教導孩子認識暴力行為所引發的後果，並常常告訴孩子，暴力是絕對不允許的問題行為。

- 暴力所帶來的是仇恨與距離。
- 暴力不能解決問題。
- 暴力是失控的表現。
- 暴力是不負責任的表現。
- 暴力代表不成熟。
- 暴力須付出慘痛的代價。

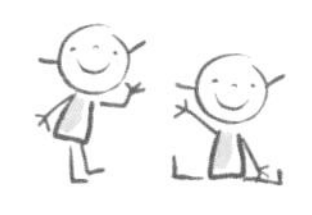

父母的處理策略

當孩子第一次出現暴力行為時，必須嚴格處罰，以示警戒。針對打人的問題，嘗試分析孩子在何種情境下容易發脾氣？哪些是孩子自己對現實問題的不了解所引起的？哪些是別人所引起的？

父母可先找出具體的問題之原因，再設定解決問題的方針。譬如，是別人引發情緒障礙的孩子生氣，而出現衝動性打人的行為時，父母須教導孩子改變人際關係策略，學習許多轉移生氣的技巧（詳見第138頁）；當孩子因為得不到某個玩具而大吵大鬧時，建議孩子選擇玩其他玩具。

父母須讓孩子了解，人與人相處難免會發生衝突，但成熟的表現是如何妥協、如何說服別人「不要誤會你」。平時教導孩子用「說出來」的方法疏導情緒，自幼開始訓練說出自己的感覺。最重要的是設立底限，可以生氣，但要先用說的，而非用打人、自殘或做種種危險動作，來發洩情緒。

不可忽視的負向社會行為

日本有一些青少年，曾彼此聯絡進行集體自殺，引起社會的震驚。「看到血的那一剎那，感覺不是疼痛，而是找到一個答案。」一個曾割腕自殺的個案這麼敘述著，「割腕的感覺，比起過去心裡所承受的痛苦，是不痛好幾倍，我想從小到大所累積的傷害，用血也無法完全表達，割腕是為了表達傷痛。」換句話說，她是透過自我傷害，來轉移心理的創傷。醫師、父母、老師，須正視青少年的負向社會行為，並早日加以辨別而予以輔導。

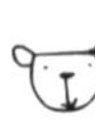

負向社會行為 (negative social behavior)

✪負向的社會參與，成天強調自己的特色，而社會萎縮，甚至被社會孤立。

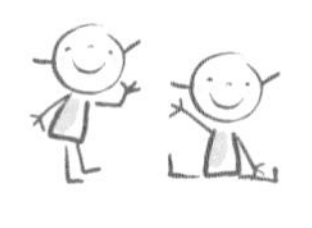

- 違背規範，平時愛耍脾氣、摔東西，動輒摸人或打人，甚至偷竊。
- 低挫折忍受力，易放棄，對複雜的工作或生活規範抗拒。譬如，晚睡晚起，習慣性遲到，有時連三餐也不照正常時間進食。
- 愛發脾氣，對許多事不滿意，憤世嫉俗，缺乏憐憫心。

正向社會行為 (positive social behavior)

- 正向的社會參與。
- 遵守規範，團體活動的配合度高，因為不會輕易發怒，故在人際關係的滿意度頗高，較易進入社會的遊戲規則。

解決之道

- 回到孩子從小未被規範的 EQ 管理。
- 組織能力培養。

- 建立生活常規，早上最多也只能睡到十點，要自己起來，晚上頂多熬到十二點。即使是不上課、不上班，也不允許遊手好閒，整天在家看電視。
- 安排一些活動或學習，參加義工活動或習得一技之長。
- 父母可請醫師診斷，孩子的行為，是單純的習慣還是合併有其他的精神疾病。譬如，小時候的注意力不足症，可能合併慢性憂鬱症或人格異常。
- 對長期在家、社會孤立的青少年，鼓勵孩子，至少與親戚團體如表兄弟姐妹定期有來往，或參加社區舉辦的一些活動。

貼心叮嚀

許多父母以為孩子小時候遲到早退，對人生的態度懶散，等長大了就會好，其實這是錯誤的認知。一般來說，長大後不但不會好，還會變本加厲，變得更不負責。這一類的青少年，外表光鮮亮麗，但責任感很弱，很快就會發現自己因為負向社會行為而被老闆開除，或留在家中，遊手好閒，呈現社會萎縮或孤立狀。

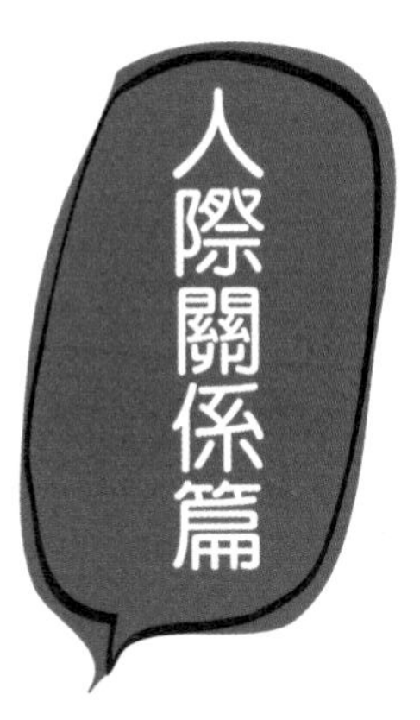
人際關係篇

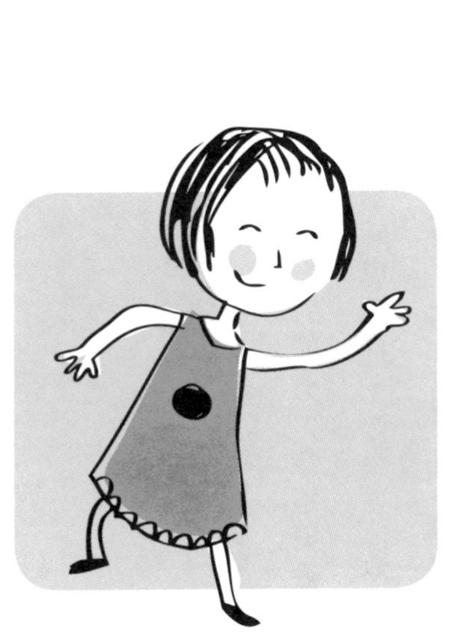

孩子總是被同學排擠

大鵬是十歲的男孩，在家中是獨子，近來在人際關係上出現一些問題。譬如，大鵬經常充滿自我中心式的思考，缺乏自我反省的能力，當慾望無法滿足，或當自我想法與他人有異時，大鵬表現出不解與困惑，甚至會憤怒、報復；加上大鵬的父母因工作繁忙，而忽略了大鵬缺乏社會認同與合群利他的成熟想法，父母又因自己沒時間陪孩子，而允許大鵬我行我素。到頭來，大鵬出現被社會孤立的窘境，故大鵬的父母須重視孩子的人際關係衝突。

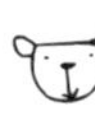

自我概念在人際關係的發展

根據賽爾門 (R. Selman) 的人際關係觀點，他認為自我概念在人際關係的

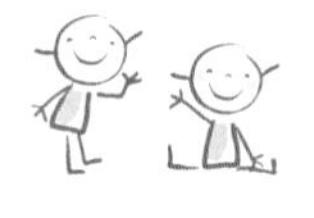

發展上，可分為下列五期：

學齡前兒童：自我中心期（水準零期）

- 他們以自我中心觀來定義友誼。
- 鄰居可以是朋友。
- 有玩具的人都是朋友。

小學低年級兒童（水準一期）

- 孩子有一點區分力，但還是無法完全分你的、我的。
- 朋友的定義：是一個和他一起玩的人。

小學高年級兒童（水準二期）

- 更有自我主觀意識。
- 開始理解互相的關係。
- 當別人的意見與我不一致時，會自我矛盾一下。
- 朋友的定義：合得來的人就是朋友。

前青少年期（水準三期）

- 自我特質開始定型。
- 從別人的不同中，反省自我的觀念。
- 朋友的定義：就算出現一些小誤會，也不會斷掉的連續關係。

青春定型期（水準四期）

- 自我的社會觀、個體觀念出現。
- 清楚區分自我與他人的差異。
- 朋友的定義：是共享私人祕密的人。

人際關係不好的原因

- 他們的心理成熟度不夠，分不清你、我的差異。
- 情緒障礙兒的語言表達力不足，易生氣或易動手，因而交不到朋友。
- 自我概念的發育可能比正常兒童慢。

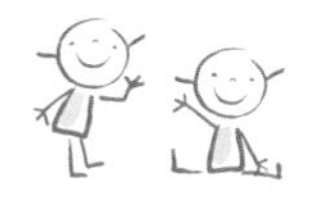

- 當情緒障礙兒停留在自我中心，抱持「你的也是我的，我的更是我的」之自私觀念時，在外的人際關係自然不佳。

人際關係差的後果

孩子人際關係差，可能源自於父母本身。許多不成熟的父母，只強調自我中心，要求孩子配合父母，但不曾想過，如何示範尊重孩子的差異而因材施教，甚至強迫孩子遷就他們，結果是，他們製造了更多情緒障礙的孩子。他們的人際關係不佳，而導致下列後果：

- 交不到知心的朋友，會使情緒障礙兒童自暴自棄。
- 行為像小孩，你我不分。
- 高興怎麼樣，就怎麼樣。
- 為了自私、自我中心，而不惜說謊。
- 最終會自我孤立，被社會排擠。

改變人際關係的小動作

- 漸漸教導孩子「設身處地」為別人著想。
- 幫助孩子認同社會的某些觀念，培養合群的精神。
- 告訴孩子避免自我中心，引人注意，因為這樣只會被同學更加排斥。
- 教導孩子避免「這個不行、那個不行」，因為這樣會讓同學覺得難相處。

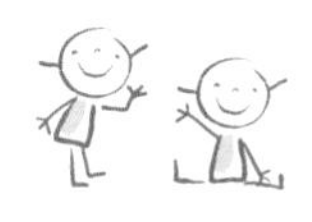

我想要朋友——社交技巧的檢驗與訓練

大鵬是十四歲的國中男生，在學校喜歡結伴欺負班上的智障或自閉同學，口口聲聲罵同學「白目，所以才欠扁」，但大鵬始終看不到，自己經常表現出自私、愛說謊、不負責任的行為，總是責怪別人，千錯萬錯都是別人錯，自己永遠是對的，但事實上自己卻一錯再錯，一直惡性循環。大鵬的父母是某公司的高級主管，從不知大鵬在學校會欺負同學，直到有一天，老師寫聯絡簿要求家長帶大鵬就醫。當大鵬被帶至兒童心智科門診時，醫師發現大鵬有語言表達的問題，因而使他的社交技巧非常不成熟。

不成熟與成熟的社交技巧

不成熟的社交技巧	成熟的社交技巧
嘲笑別人	尊重別人，謙虛，自己錯了懂得道歉
不懂得聆聽	仔細聆聽別人説話
易誤解別人意思	不了解時會問問題，澄清問題
多話或大聲説話	溫柔堅定的聲音
插嘴	懂得耐心等待
不遵守團體遊戲規則	了解團體規則，見機行事
粗魯	按部就班
愛動手摸人	尊重別人
易生氣	説話精簡，懂得用比方，清楚説明道理內容
易動手	充分表達自己，不須動手
愛現	適當自我介紹
直接叫人家名字	客氣的尊稱語
易爭辯	自我反省，説明道理
害羞不敢講話	簡潔介紹自己，對人溫柔

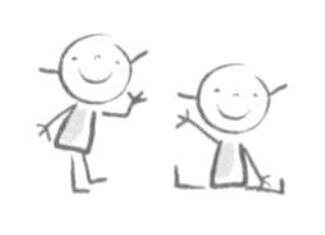

成熟的人際關係技巧，通常在每個人成長到青春期後，就會發展出來。但情緒發展遲緩的情緒障礙兒，其本身不容易吸收或選擇性的吸收別人的指令，又加上欠缺父母或老師及時的輔導或訓練，久而久之，在表現上，只會用情緒言語或行為反擊別人，甚至操弄別人。譬如，講些引人注意、似是而非的話，惹人生氣的不信任話，結果造成因人際技巧差而缺少朋友，更加的社會萎縮或孤僻。

社交技巧能力檢驗

與人說話的第一步是眼對眼接觸，說些簡單的打招呼用語，前面所指案例——大鵬的母親若想要加強大鵬的打招呼訓練，必須先檢討大鵬在人際關係問題的互動技巧上，是哪一個環節出了問題。父母可設計卡片，寫下一連串打招呼的用字，或持續對話的用字，讓大鵬在家先對著鏡子反覆練習，再找親戚朋友到家中作演練。以下項目可用來檢驗社交技巧：

- 說話時是否眼睛看人。
- 不會開啟對話、持續對話。
- 說話態度被動。
- 愛打人，講不清楚，總是先發脾氣。
- 不懂得問人家問題，呈自我萎縮狀態。
- 不愛聽別人說話，愛插嘴，打斷別人。
- 不信任別人的話，易誤解，總以負向思想去否定別人的意圖。

貼心叮嚀

父母須自幼了解情緒障礙的孩子，訓練他們用真正的感覺(real feeling)與人交談，如果聽錯、誤會，就表示「抱歉，我弄錯了，是否是這個意思」。父母千萬不可以用恐嚇的方法，每次只會責怪孩子「態度不好」，而忽略了他們的社交技巧問題。

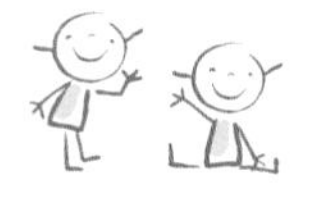

社交技巧訓練

情緒障礙的孩子通常會面臨社交技巧的問題，他們往往無法進入互動情境，甚至連和別人打招呼都有困難。有時同學勉強請這類孩子加入他們的遊戲，但大家發現，情緒障礙的孩子常常不遵守遊戲規則，動輒插嘴、文不對題、張冠李戴，結果引來同學更多的嘲諷，甚至被欺負。因此，為情緒障礙孩子做社交技巧的訓練是必要的。以下提供訓練社交技巧的方式：

進入社交情境（social entry）

- 加強交談技巧：說話時眼對眼（eye to eye），專心聽，從對話中尋找話題。
- 如何加入同學：用「謝謝、請、對不起」作開頭，懂得使用邀請或請求的字來加入同學。
- 表達自己的感覺。

維持互動（maintaining interaction）

- 如何持續對談：對對方的話題表示興趣，不時點頭、作應答聲，表示自己願意持續對談。
- 可以找哪一些話題，平時準備一些固定的題材。譬如，對陌生人彼此介紹，介紹完後，尋找中性話題，如天氣、飲食、學校的特色或某些規則等。
- 如何一起玩：與他人建立合作的關係，虛心的請求對方指導遊戲規則。

處理意見不合的問題

- 千萬不可以第一時間，就生氣摔東西。
- 如果已經生氣了，要作好表達憤怒的訓練。要自我控制生氣，先把代替思考搬出來，先同情別人，想想別人無奈的理由，以同情心中和憤怒。
- 試著轉移生氣的感覺，告訴自己：「我已經長大了，不可隨意發怒。」
- 如果實在轉移不掉，請先對同學說：「我暫時要離開一下，等心裡平靜了，再談如何解決意見不合。」

知己知彼，百戰百勝

平時分析自己會被激怒的理由

- 對方直接、太衝動性的人身攻擊。
- 自己太敏感、太愛誇大對方的建言，或因為自卑感而誤會對方的建言。

平時訓練自己多觀察對方的敵意反應

- 對方是否人身攻擊。譬如，罵人、損人、攻擊別人的弱點。
- 對方是否提高音量、作勢挑戰我們。
- 對方是否故意做錯。

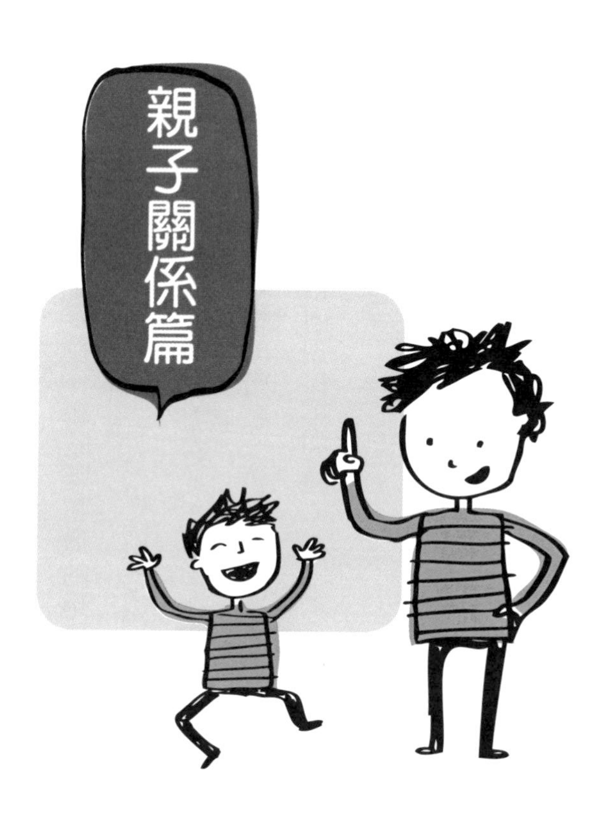
親子關係篇

製造雙贏的氣氛

情緒障礙兒童家庭的常見問題

家，不只是一個大家聚在一起吃喝拉撒的地方，家是一群人的避風港，是孩子安全感的來源。在家庭中，有父母的愛、體諒、彼此扶持、互相幫忙、解決問題，因此，家是孩子安全的天堂。孩子在家可以發洩心中的苦悶，在家也自然可以找到解決事情的策略。家對每個人來說都是非常重要的。但是，情緒障礙兒童的家庭，常出現以下問題：

- 缺乏溫暖和熱情。
- 成天的功課壓力加上父母的過度要求，使情緒障礙兒童後悔來到世上。
- 情緒障礙兒童每天生活在父母無數的抱怨與打罵中，孩子拒絕用真心話與大人應對。

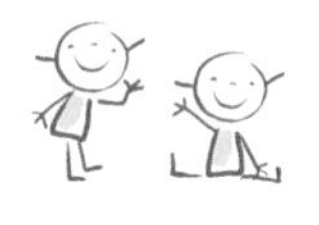

- 情緒障礙兒童永遠不會相信家是安全感的天堂，他們寧願相信家是地獄，因為在家中太累、太辛苦了。
- 功課問題或人際技巧困難，從未曾解決過。
- 情緒障礙兒童的父母永遠會在診間抱怨：「臧醫師，你有沒有生過這種小孩？如果你家有這種情緒障礙兒，我保證你會像我一樣，性情兇猛，因為這種小孩，只有這樣打他、吼他、罵他才最管用」。

如何製造雙贏的氣氛？

父母面對情緒障礙兒的態度

當孩子被診斷為情緒障礙時，父母應接受事實。父母無須自責，孩子有情緒障礙並非父母的錯，而是錯在先天基因出了問題。雖然先天基因是無法改變的事實，但仍可靠後天的努力來加以改善。

父母可以做的後天努力

- 丟掉不停的比較、抱怨、責罵、處分。
- 該讓孩子看父母如何解決問題，而非遇到問題就一直懷疑或抱怨。
- 讓孩子看到父母是如何分析問題的，譬如，請教別人的看法、放棄自己的偏見、採信專家的作法。

用「行為制約」來處理孩子的問題行為

- 找到問題的癥結所在。
- 找到取代問題行為的某個過渡期之代替行為，即所謂的「標的行為」(target behavior)。
- 改善互動，和孩子一起重新塑造好行為。
- 找到可以加強動機的行為增強物。

父母以身作則

父母須以身作則，齊力幫忙孩子有個安全的情緒發展，讓他們看到父母

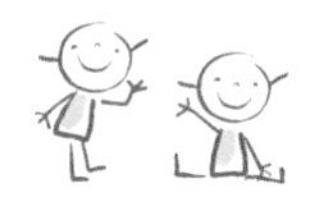

的特殊技巧，譬如：

- 父母難過時，如何排解不愉快；被欺負時，如何抗拒或反擊。如果父母本身的EQ就不足者，請先學習如何用正確的方法排解壓力。父母千萬不可以用忍耐處理壓力，而指責孩子不夠忍耐。
- 父母如何善用手上的資源。

父母須先顧好自己的情緒

- 父母自己也是人，難免也會有壓力，自己偶爾也會有情緒。
- 許多父母外表看來完全正常、光鮮亮麗，但實際上他們心中充滿壓力或不平衡，平時勉強自己控制情緒，一旦看到孩子有些不乖，就任意發飆。曾有孩子在門診時告訴我說：「臧醫師，我的父母很歇斯底里，他們沒有把我打到進棺材，就已經很不錯了。」
- 父母應謹記，自己心中的不平衡若壓抑成災，最後倒楣的是孩子。

父母增加雙贏鼓勵的具體方法

- 給孩子正向的讚美。多鼓勵與肯定孩子，強調舊事已過，一切都變成新的。每次孩子有好的表現時，爭取機會給予獎勵，避免教訓式的回饋。請父母不要吝嗇讚美與嘉許，多多肯定孩子的努力，就算是沒什麼了不起的事，也大加肯定之。
- 父母須訓練自己，勿天天只注意孩子的問題行為，先著重在好的行為上，壞的行為留待從長計議，漸漸用策略改進。父母須訓練自己找到孩子的優點與長處，時時讚美、肯定他。
- 父母要了解甚至熟悉增加感情的用字，平時多多益善，包括：「我就知道你一定做得到」、「你已經很努力了，我太欣賞你了」。
- 使孩子生活在正常、正向的家庭氣氛中，避免全家人一坐下來就教訓、指正，後來又加上一句「因為我愛你，我才教訓或講大道理給你聽」、「我要

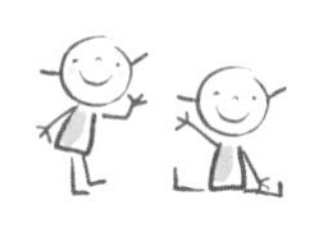

求家人一起看 Discovery 或新聞評論節目，是要你們學知識」。

✪ 如果父母實在無法放棄舊有的管教方式，而時時嘮叨、數落、威脅、責怪、打罵孩子時，請父母先做好 EQ 管理的工作，才不至於讓孩子成天生活在情緒忽略或情緒虐待 (emotional abuse) 的陰影中。

父母加強孩子的能力 (competence) 與工作責任感

✪ 根據孩子的優缺點，設定可以達到的目標。

✪ 製造或設計增加孩子處事能力的活動，譬如：

——安排孩子負責擺鞋子。

——養小寵物。

——寒暑假安排參加一些訓練語言表達組織能力的學習營。

——邀請孩子一起計畫週日的全家活動。

當個權威開明型的父母

權威開明型 (authoritative) 的父母，該嚴厲的時候使用權威式的管教，平時的管教則為開明民主式。此種父母所教育出來的青少年，有以下特徵：

- 其自尊比威權型 (authoritarian) 父母或忽略型父母的孩子來得高。
- 孩子會因權威角色（包括父母等重要他人）對其之判定，來決定自己是怎樣的人。
- 有人支持鼓勵的青少年，會有較高的自尊。
- 被重要他人 (significant other)，尤其是父母、同儕肯定的孩子，自尊會較高。

照顧者在孩子自我成長過程中，具有不可抹滅的影響，如果是在忽略中長大的孩子，則其自我價值感低落。父母的正向肯定讚美，有著鏡子般 (looking-glass-self) 正向自我成長的效果。最重要的是，在青少年的成長過程中，重要他人對青少年的歸屬感、被接納、人格及智慧的成長，扮演重要的角色。

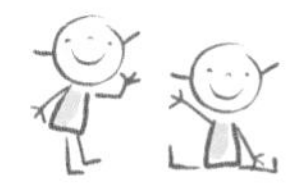

貼心叮嚀

高自尊孩子的父母，有以下特質：

- 能自我肯定與接納。
- 情感參與度高。
- 做事有原則。
- 可協商、民主開放，但不威脅別人。

父母的婚姻關係壓力

過動兒考驗父母親的婚姻感情

中國人說：「七年之癢」，的確，許多夫妻經過新婚蜜月期、嬰幼兒的養育期之後，若家中剛好出現過動兒，他們會發現，當初彼此所認識的「他」或「她」，已不是過去的「他」或「她」。他們為管教小孩的事，彼此指責、生氣，甚至冷戰。這樣的現象，家家都有，比比皆是，好像過動兒的出現，是考驗父母親有關婚姻感情與雙方處理家庭壓力的共識。

更有一群夫妻表示，是自從家有過動兒之後，他們才真正了解對方，方知另一半的真面目。一邊面對過動兒而感到無奈、挫折；一邊則面對另一半對過動兒指責、批評、打壓的面孔。

過動兒可能成為父母觀念分歧的導火線，許多夫妻鬧紛爭的開始，是因

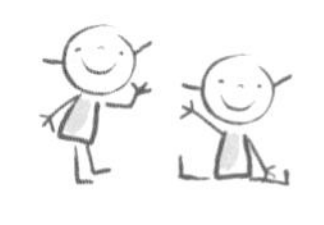

為家裡有一個問題兒童，有一方是想放棄、逃避；另一方則是不斷抱怨、責難另一半，最後的結局可能是外遇或離婚。

更無助的是，許多情緒障礙的父母，與公婆或岳父母住在一起或住得很近，允許外面的「第三隻手」的介入。有些夫妻情急之下，求助於公婆或岳家父母，從此家中大小事情的決定，都要尋找家法、祖傳祕方，動不動把公婆、大姑、小姑搬出來，使已經常有第三者介入的婚姻關係，更形複雜，造成「他」或「她」更孤單、更無力，因為「他」或「她」的家長王位，已由第三隻手的別人來掌權。

一輩子之「愛的功課」(love lesson)

改善夫妻互動的關係是一個重要課題。經營婚姻就像種植花木一樣，須用心滋養灌溉。甜蜜的新婚已不再甜蜜的原因包括：

- 因為有太多的現實須面對。

- 公婆、岳家的介入。
- 房貸壓力。
- 工作壓力。
- 外面花花世界的比較與誘惑等。
- 夫妻感覺婚姻已是「食之無味，棄之可惜」。
- 孩子的教養問題。

如何解決婚姻關係壓力？

- 不斷的用心經營。
- 定期的燭光晚餐。
- 定期的夫妻討論或團體聚會。
- 定期的吸收新專業及管教孩子的知識，是有必要的。

雙方的誠意

- 包容對方的個性。

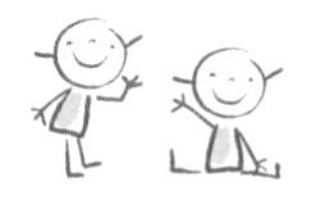

- 增加夫妻彼此雙方的誠意，加強相愛的持久度。
- 誠意是要下功夫、努力學習的。
- 誠意是要付諸於行動的，許多父母強調自己婚姻美滿，但也只能做到心中相愛，而無法以言語或行動表示誠意。
- 誠意就是當對方訴說「需求」時，另一方會無條件的傾聽，且聽得懂。
- 誠意就是勿刻意打斷對方。

許多夫妻在婚姻蜜月期過後，馬腳就立刻露出來，開始強調自我意識。然而，在尚未穩定的婚姻關係上，過於強調或主張自我的個性時，充分顯示缺乏愛的誠意。婚姻關係中，並非有一方須完全犧牲自我的特質，來滿足對方的需求。彼此信任關係尚未穩固之前，就刻意要求對方多了解或體恤自己，這將會葬送最初的甜蜜感動。

夫妻須學習溝通技巧

- 將誠意具體的表現在婚姻關係中，就是幫助對方成長。幫助對方找出彼此的優點與長處，來欣賞與感激。

- 勿動輒指責對方，因為要求改變或批評對方，是在否定自己的選擇。悅耳的鼓勵使人際關係成長；刺耳的挑剔，只會令人厭惡；惡意的貶抑或爭論，會使雙方的嫌隙增大。
- 誠意就是不斷的花時間，學習男女的溝通技巧。男人要的溝通方式有別於女人，女人在三十五歲之後的需求，也有別於男人。此時的女性，生活重心轉向家庭與感情；男性則轉向事業。如何培養與對方溝通或分享的能力，是「增加感情」的重要課程。譬如，有些太太愛用命令式口氣，但她的先生一聽到「命令或要求」的口氣時，就會選擇性的關閉耳門或心門。

婚姻必修課程

- 夫妻兩人以謙虛的態度對待彼此，常自覺「對不起別人」，而非「別人對不起我」。
- 充實自我來經營婚姻，平時多吸收新知，有助於豐富生活的品質。

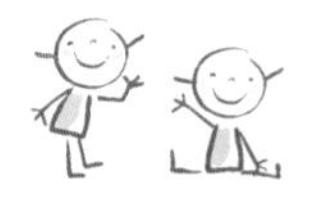

- 婚姻絕非只為了生活，兩人生活在一起，夫妻須雙方學習，有誠意的改變目前的生活品質。如果每天夫妻一回到家，就各抱一臺電視看到疲倦、上床睡覺，是心態老化而無誠意的表現。
- 專家建議，美滿的婚姻是雙方懂得在婚姻中，天天講三句話，這三句話包括：我愛你（妳）、我相信你（妳）、我欣賞你（妳）。

貼心叮嚀

愛的功課，指在夫妻的溝通時刻中：

- 允許不同的特質。
- 接納不同的聲音。
- 不允許憤怒的惡言惡行或肢體扭打。
- 不允許無形、長期的冷戰與報復。
- 力求彼此彌補、彼此滋潤。

給父母的貼心建議

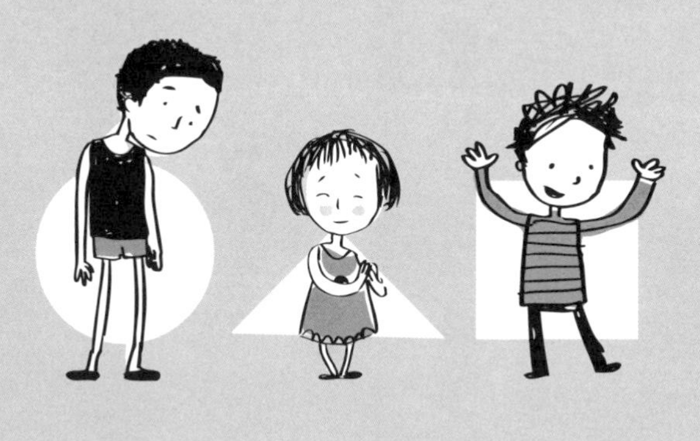

有策略的愛的管教

孩子要的是「有策略的愛的管教」

科學家愛因斯坦的母親，在愛因斯坦小時候，發現他有明顯的情緒與學習障礙，故特別以特殊教育加以輔導，啟發其創造力，使愛因斯坦幼年的學習障礙得以被解決。由此可知，有效率的父母是指：有時間動腦、尋求策略，來幫助情緒障礙孩子的父母。

策略的第一步

- 先了解問題的底限，再針對此，計畫一套以質與量改變行為的行為制約術。
- 情緒障礙的孩子必然排斥改變，故父母必須製造「改變」的氣氛、機會或誘因，這就叫策略運用的行為制約。

無效率的父母的特徵

- 先否認問題，自己有錯誤的觀念卻不承認，或選擇性的面對問題。
- 先責怪老師，認為孩子的問題都是別人造成的。譬如，強調為何情緒障礙的孩子在家裡都好好的，想必是老師同學有問題，才激怒情緒障礙的孩子，使其做出自我防衛行為。
- 父母就算了解到孩子有問題，卻往往因難以接受，而不願面對問題。
- 只想到將問題丟給醫生和老師。
- 到處就醫或不規律的就醫，選擇性用藥，自己調整用藥量。
- 選擇性地只吸收自己能接受的醫學專業知識，迷信腦力開發或感覺統合治療等無助於改善情緒障礙的治療方式。
- 拒絕醫師要求的全套治療計畫（藥物加上行為治療的雙管齊下治療方式）。

臨床上，常看到許多父母，千方百計的掛各大醫院名醫的號，一旦醫師要求服用藥物，或參加父母效能團體，父母則以沒時間、工作太忙碌為藉口，而逃避全套治療計畫。

上述父母的心態，結果造成無效率父母一直誣賴孩子、不信任孩子、嘮叨式的批評孩子，最後不單不會改變孩子的壞行為，反而帶來「親子關係的壓力」，一次又一次累積一場場的衝突。最嚴重的情況是常以「打小孩」、「罵小孩」來暫時解決問題。

給無效率父母的真心話

- 請了解情緒障礙的孩子的底限。
- 他們做不好是因為能力不好、技巧有限，需要父母請教專家，來加強其能力與技巧。
- 他們很需要父母有計畫地來改變他們的注意力不足問題、情緒表達方法，以改善不受歡迎的興趣、習慣或行為。

推薦閱讀

【LIFE系列】

養出有力量的孩子（含冥想練習有聲CD）

王理書／著

父母之路，也是修行之路。在陪伴孩子成長的歷程裡，
我們與生命更靠近，我們越來越完整而成熟……

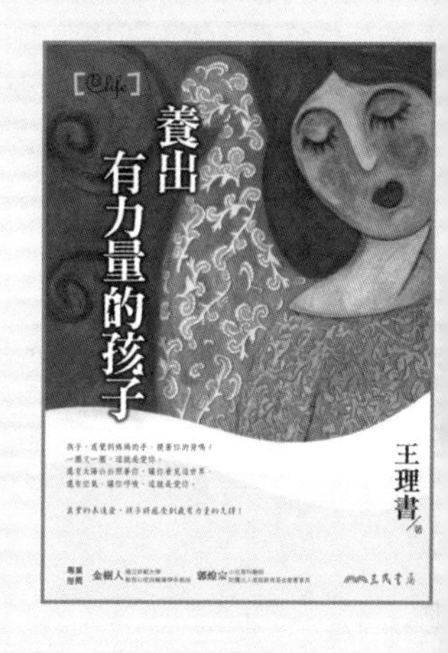

有別於一般親職書羅列各種有效管教孩子的技巧與方法，在本書中，作者以長年擔任親職輔導者和身為母親的融合角色，分享縝密整合後的親職理念，以及自身真實發生的親職故事。作者紀錄親職生活中的點點滴滴，親子間的對話有著生命的真實與純粹，讀來令人溫暖、感動、省思與成長。
沒有任何一本書能給父母教養孩子的標準答案。回歸到愛的方式，就是最有力量的教養之道，誠摯地邀請您一同進入這場豐盛的親職之旅！

【LIFE系列】

會做人，才能把事做好

王淑俐／著

「人」只有兩撇，寫起來簡單，做起來難！

想成為人氣王？讀完本書，保證打開人際溝通的任督二脈，讓你人際魅力百分百！
想成功領導團隊？將本書當作個人進修的讀物，可以預防及化解工作上不必要的人際紛爭，增進團隊合作！
想要情場得意？與情人分享本書，除了可以讓彼此更瞭解對方，更能使感情加溫！
本書包括四大溝通主題：會做人之必要、溝通技巧實作、職場倫理與溝通、兩性相處與情愛溝通。內容兼具理論基礎及實務經驗，自修、教學兩相宜。讓您一書在手，從此困惑全消、茅塞頓開，化身溝通人氣王。

【LIFE系列】

從常識到智慧——生活8X5

鈕則誠／著

生活並非一帆風順、水到渠成的動靜，
而是起伏不定、柳暗花明的風景。

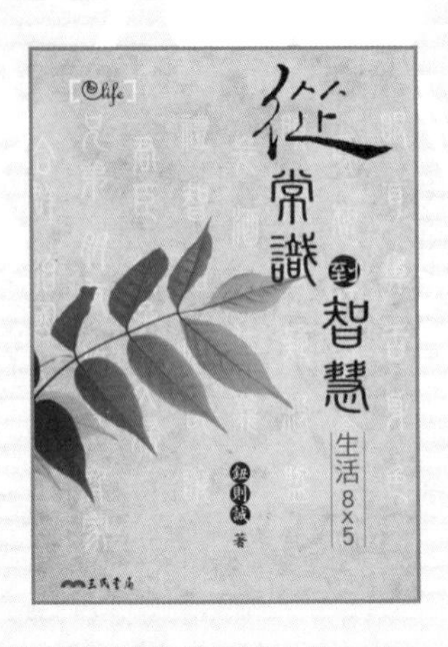

本書係作者八年來所出版的第四本哲理散文，目的在為安頓人生而著。全書分為八章，每章五節，共得四十篇生活隨筆，每篇次第闡述現代人生活中最切身的生命課題。作者從小接受儒學的思想教化，中年為還願皈依佛教，但始終嚮往道家的人生境界。在本書中，作者借用佛教和儒學的一些「話頭」，用以開展道家式常識之見，並以清晰流暢的文字，化中國哲學智慧於簡單易行的生活實踐。願讀者讀完本書後反身而誠，回頭認真解讀自己生命這本大書，讓人生變得更清明寬廣。

【LIFE系列】

幸福易開罐

易聖華／著

你快樂嗎？
現代人物質生活越來越富足，為何幸福感越來越低落？
為什麼事業成功的人卻覺得自己不幸福？
你，為自己的幸福打幾分？

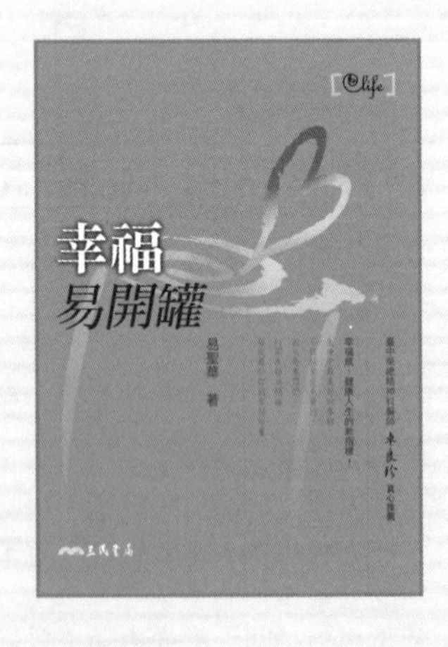

本書是作者透過對生命、自然的體悟，向俗世生活進行全新的觀照。作者以日常生活中活生生的事例，入情入理的分析，逐步揭開幸福的祕密。作者提出幸福是一種整體不可分割的概念，幸福生活包括四大主幹：情愛、事業、健康、性靈，並娓娓道來四者之間和諧並進，均衡發展的祕訣。深邃的哲思，輕鬆靈動的文學美感，是現代都市男女思想的體操，心靈的雞湯，也是工作生活的指南。

【LIFE系列】

與時間賽跑——擺脫瞎忙的40個法則

王淑俐／著

什麼是時間管理？時間又該怎麼妥善運用？
在一陣「瞎忙」之後，還是一事無成嗎？

本書作者從觀念與行為兩大主題著手，先從時間管理的概念談起，再說明如何將時間做有效率的安排，讓您輕鬆掌握時間管理的奧祕，擺脫終日忙、茫、盲的窘境，化身為時間管理的高手！這是一本自己與內心對話、與時間共處的管理書，幫助讀者從計畫「理想的一天」，進而經營「理想的一生」。

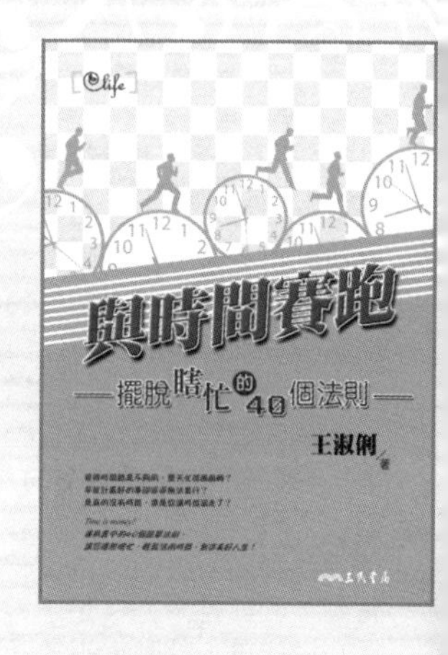

【LIFE系列】

愛的教育零體罰

黃啟域／著

每個孩子都是寶貝，
在快樂中成長的孩子最幸福！

本書集結了作者數十年教職生涯的教學心得，以及自身的兒女教養經驗，除了分享「零體罰」的教學實例外，更提出了具體的方式與作法，值得父母與教師一讀。準備好了嗎？試試愛的教育，一起體驗零體罰的魔力吧！

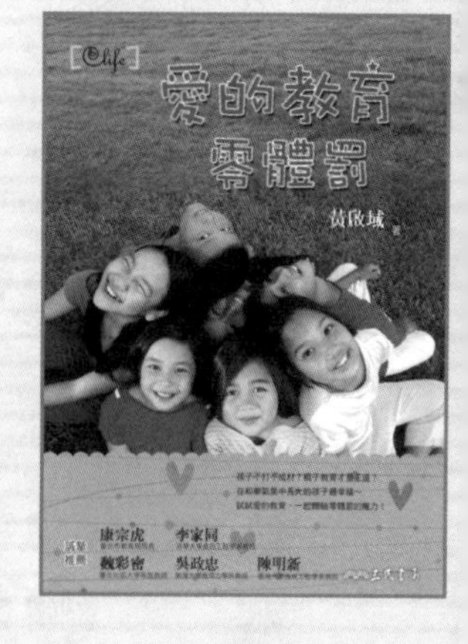

【LIFE系列】

幸福在我之內

王理書／著

再也不會不幸福了，
因為，我已從無常的外境浮沉中穩住，
轉向內在永恆的幸福之光。

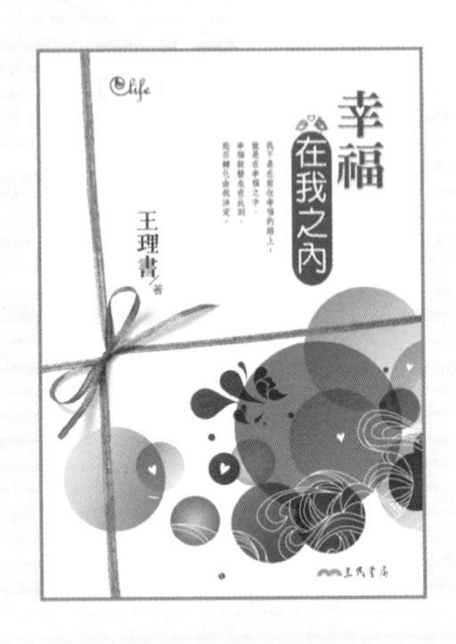

幸福，是人生中重要的追尋目標，但幸福到底在哪裡呢？幸福很遙遠嗎？每個人都能夠擁有幸福嗎？本書將揭露幸福的祕密——幸福在我之內。

本書作者依據多年來心理諮商、心靈修行、工作坊的經驗，剖析現代人追尋幸福的盲點，藉由實際案例與自己的親身經歷，帶領讀者看到幸福的可能，並深刻體認到：幸福的努力，不只是外在的追尋，更是內在的修行。幸福在我之內，強調幸福與否由我來決定——當我在愛中，當我用愛來開啟行動，我就是幸福。這本書，是深遠細膩的幸福修行，能賦予心靈能量，啟動幸福的開關，找回愛與和平。